产科专家教你躲过

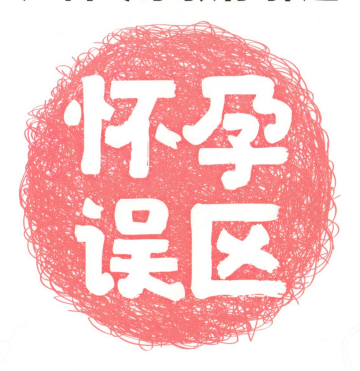

怀孕误区

陈倩 主编

北京大学第一医院妇产科主任医师、教授
中华医学会围产医学分会常务委员兼秘书长

电子工业出版社
Publishing House of Electronics Industry
北京·BEIJING

未经许可，不得以任何方式复制或抄袭本书之部分或全部内容。
版权所有，侵权必究。

图书在版编目（CIP）数据

产科专家教你躲过怀孕误区 / 陈倩主编 . —北京：电子工业出版社，2018.7
（悦然·亲亲小脚丫系列）
ISBN 978-7-121-34614-9
Ⅰ. ①产… Ⅱ. ①陈… Ⅲ. 妊娠期－妇幼保健－基本知识 Ⅳ. ① R715.3
中国版本图书馆 CIP 数据核字（2018）第 142621 号

策划编辑：周　林
责任编辑：韩玉宏
印　　刷：中国电影出版社印刷厂
装　　订：中国电影出版社印刷厂
出版发行：电子工业出版社
　　　　　北京市海淀区万寿路 173 信箱　邮编：100036
开　　本：720×1000　1/16　印张：13　字数：208 千字
版　　次：2018 年 7 月第 1 版
印　　次：2018 年 7 月第 1 次印刷
定　　价：49.90 元

凡所购买电子工业出版社图书有缺损问题，请向购买书店调换。若书店售缺，请与本社发行部联系，联系及邮购电话：(010) 88254888，88258888。
质量投诉请发邮件至 zlts@phei.com.cn，盗版侵权举报请发邮件到 dbqq@phei.com.cn。
本书咨询联系方式：zhoulin@phei.com.cn。

前言

备孕、怀孕，前所未有的兴奋、紧张，想把身体调理得尽善尽美，拼尽全力给肚子里的宝宝最好的呵护。

调理养胎，听谁的？

婆婆说：准备怀孕了，就别上班了，在家休养吧……

妈妈说：多吃一个人的饭，别饿着宝宝……

朋友说：高龄产妇剖宫产更可靠，别顺产，会被侧切的……

网上说：专为孕妈妈准备的高档燕窝、海参独家销售……

电视广告说：怀孕了，补钙我选×××

……

这些说法科学吗？

一不小心掉进误区，怎么办？

本书力邀北京大学第一医院产科专家亲临坐镇，给你讲述亲身经历的门诊案例，用切实、科学、准确的孕期指导，直击你孕期遇到的、听说的种种误区。

你想知道的、没意识到的、模棱两可的、心里没底的，产科专家会为你提出切实可行的建议。

诚祝孕妈妈们平平安安度过一个完美孕期！

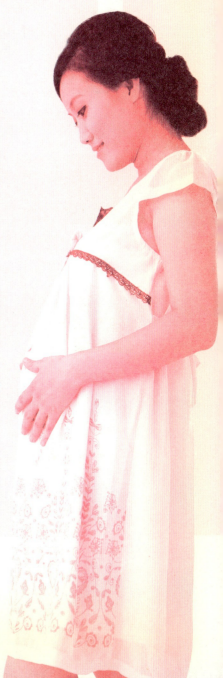

如何阅读这本书

本书讲述备孕期、孕早期、孕中期、孕晚期容易出现的认知误区，并将这些误区分为饮食误区、产检（备孕时为孕检）误区、生活保健误区三大类。

本书对每个误区都做了分析讲解，并对此提出切实可行的改正建议。现以"饮食很健康，叶酸补不补都行"为例来加以说明。

饮食误区

误区 1　饮食很健康，叶酸补不补都行

门诊案例
介绍孕妈妈及其家人常易陷入的认知误区

我微信里有个朋友，是个年轻的肿瘤科教授，一次她到我这儿来做备孕咨询。当我说到服用叶酸补充剂的时候，她很自信地打断了我，说她不用补。理由是：自己为了保持身材，平时对饮食很讲究，注意合理搭配，注意均衡营养，等等，而且天然食物中的叶酸肯定比叶酸补充剂要好。

案例分析
是医生对该误区做出的判断与引申讲解，帮助孕妈妈从根本上纠正认知

的确，含叶酸的食物很多，人体通过健康、均衡的饮食能获取一定量的叶酸。不过，叶酸具有不稳定性，遇光、遇热容易损失，所以人体真正能从食物中获得的叶酸并不多。比如，蔬菜储存两三天后叶酸可损失一半，在烹调过程中叶酸也会有所损失。也就是说，除去烹调加工的损失，叶酸的实际吸收利用率大概只有50%，如果仅靠食物补，很难达到所需的量。

因此，在以食补为主的基础上，还需要适当补充叶酸补充剂。叶酸补充剂主要用于纠正饮食中叶酸摄入不足的情况，但是不能脱离食物而单依靠补充剂，任何一种营养素的补充都要以食物为基础。

常识与建议

最后介绍与该话题有关的常识与建议，使正确认知进一步加深

多吃叶酸含量高的食物

人体不能自己合成叶酸，天然叶酸只能从食物中摄取，因此应该牢记这些叶酸含量高的食物，让它们经常出现在餐桌上。

备育男性也要补充叶酸

补充叶酸能降低染色体异常的精子所占的比例。有研究表明，每天摄入充足叶酸的男性，其染色体异常的精子

柑橘类水果
橘子、橙子、柠檬、葡萄柚等

深绿色蔬菜
菠菜、西蓝花、芦笋、油菜等

豆类、坚果类
黄豆及豆制品、花生（花生酱）、葵花子等

谷类
大麦、米糠、小麦胚芽、糙米等

动物肝脏

牛奶及乳制品

妈妈问

听说吃叶酸会扰乱月经规律，是真的吗？

医生答

实际上，叶酸是代谢方面的物质，不是激素，并不会改变固有的月经规律。其他方面的原因，如紧张焦虑，老想着要怀孕，或者碰巧工作压力大，或者内分泌失调等，都会使月经周期发生改变。不要因为关注叶酸，就盲目地把月经不规律嫁祸给叶酸。

问答

关于这一话题，还有一些普遍性的疑问，都有详细解答

医生建议 孕前3个月就要开始补叶酸

怀孕的最初两个月，是胎宝宝重要器官的快速发育阶段，当孕妈妈意识到已经怀孕时，可能已经错过了小生命发育的最重要时期。因此，备孕女性应至少提前3个月开始补充叶酸，整个孕期都需要补充，能有效预防胎儿神经管畸形和其他出生缺陷。

备孕期建议每天摄入400微克叶酸。怀孕后，孕妈妈对叶酸的需求量比正常人高，每日需要400~800微克才能满足胎宝宝生长需求和自身需要。加上我国育龄女性体内叶酸含量普遍偏低，因此孕期更要重视叶酸的补充。

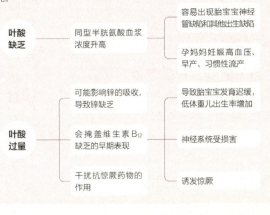

医生建议

疑问都解除后，会提出一个合理改正的建议，可操作性强

目录

PART 1 扫除备孕期常见误区

饮食误区

误区 1	**饮食很健康，叶酸补不补都行？**	18
	妈妈问 听说吃叶酸会扰乱月经规律，是真的吗？	19
	医生建议 孕前 3 个月就要开始补叶酸	19
	多吃叶酸含量高的食物	20
	备育男性也要补充叶酸	20
	不要用"叶酸片"代替"斯利安"	20
误区 2	**维生素 E 可助孕，多多益善？**	21
	妈妈问 备育男性如何服用维生素 E 效果更好呢？	22
	医生建议 食物巧搭配，合理摄入天然维生素 E	22
	少精、弱精极易被忽视，吃维生素 E 加层保险	23
	远离抑制维生素 E 吸收的食物和药物	23
误区 3	**口味重，吃盐多，但是可以不用补碘了？**	24
	妈妈问 吃盐多的毛病很小就有，能有什么办法纠正呢？	25
	医生建议 掌握少吃盐的窍门	25
	别忽视食物中的隐形盐	26
	补碘：每天 6 克盐 + 富含碘的食物	26
误区 4	**豆类及豆制品让卵巢、卵子更壮实，多吃就对了？**	27
	妈妈问 朋友建议我去美容院保养卵巢，可行吗？	28
	医生建议 豆类与谷类巧搭配，卵巢、卵子更健康	28
	平时补补铁，卵子更健康	29
	不吃或少吃止痛药、安眠药	29
误区 5	**多吃动物肝脏，补铁和维生素 A 效果更好？**	30
	妈妈问 铁锅炒菜能补铁吗？	31
	医生建议 及时补维生素 C，以促进铁吸收	31
	维生素 A 的两种主要来源	32

孕检误区

误区 6　已经做婚检了，孕检就不用做了？ … 33
　妈妈问　忽略孕检会有什么风险啊？ … 34
　医生建议　没做孕检，千万不要错过产检 … 34
　备孕女性孕前常规检查 … 35
　备孕女性孕前特殊项目检查 … 36

误区 7　备育男性已有一个健康宝宝，不用做体检？ … 37
　妈妈问　具体哪些职业会影响备育男性的生育能力？ … 38
　医生建议　注意这些容易忽视的因素，它们也会影响生育能力 … 38
　备育男性检查项目 … 39
　多吃利于精子生成的食物 … 39

误区 8　孕检指标正常，只要努力造人就能怀上？ … 40
　妈妈问　如何才能改善亚健康状态呢？ … 41
　医生建议　合理安排工作和生活，学会释放压力 … 41
　问卷调查：你是否处于亚健康状态 … 42

误区 9　牙齿一直没疼过，口腔检查不用做？ … 43
　妈妈问　口腔有问题会对胎宝宝有什么影响呢？ … 44
　医生建议　孕前做好检查，避免孕期口腔疾病 … 44
　孕前做好口腔保健，降低孕后患病风险 … 45

生活保健误区

误区 10　备育男性运动强度越强，精子质量越高？ … 46
　妈妈问　剧烈运动后，精子要多久才能复原？ … 47
　医生建议　夫妻一起适度运动，能增进感情，利于受孕 … 47
　散步是备育男性的优选运动方式 … 48
　备育男性运动注意事项 … 48

误区 11　没过 35 岁，卵巢功能都很强？ … 49
　妈妈问　卵巢早衰还与什么因素有关？ … 50
　医生建议　平时注意养护卵巢＝把握受孕的根本 … 50
　测一测：你的卵巢未老先衰了吗？ … 51
　生活中这样养护卵巢，预防早衰 … 51

误区 12	高龄女性采用试管婴儿技术受孕更可靠？	52
妈妈问	如果备孕一年都怀不上就是有问题了吧？	53
医生建议	高龄女性卸下心理负担，正常怀孕不用愁	53

高龄女性这些事要如实相告　54
卵巢功能检测必须做　54
良好生活习惯让卵巢更年轻　54

误区 13	月经不调不会影响受孕？	55
妈妈问	月经周期多少天算是正常呢？	56
医生建议	月经不调的女性应进行生活调理	56

改善月经不调的运动　57

误区 14	非排卵期采取禁欲策略，有助于"一击即中"？	58
妈妈问	长期分居，在备孕时需要注意什么？	59
医生建议	掌握好禁欲时间再同房有助于优生	59

养护精子，要先了解精子　60
备育爸爸做到这几点，精子更壮实　60

PART 2　扫除孕早期（孕1~3月）常见误区

饮食误区

误区 15	怀孕了，就要吃两个人的饭？	62
妈妈问	不是说孕期长胖点儿，产后奶水才多吗？	63
医生建议	孕早期饮食，数量不一定要多，但种类要多	63

总量不变，多吃几顿　64
细嚼慢咽能避免肥胖　64
多点儿粗粮，防止增重过快　64
水果糖分高，当加餐吃　64
体重增长过快要减少热量摄入　64
这些食物可以拉入黑名单　65

误区 16	吃什么吐什么，胎儿会缺乏营养？	66
妈妈问	孕吐期间没增加体重怎么办？	67
医生建议	尝试这些妙招，有效缓解孕吐	67

放松心情能减轻孕吐　　　　　　　　　　　　68
　　　吃了就吐，也要该吃就吃　　　　　　　　　　68
　　　适当多吃可缓解孕吐的食物　　　　　　　　　68
　　　出现妊娠剧呕要就医　　　　　　　　　　　　68

误区 17　吃深海鱼越多，宝宝越聪明？　　　　69
　　　妈妈问　可以吃深海鱼罐头吗？　　　　　　70
　　　医生建议　吃深海鱼，每周一两次就够了　　70
　　　每天一两个核桃，也可促进胎宝宝大脑发育　　71
　　　适量多吃富含碘的食物，提高胎宝宝智力　　　71

误区 18　孕期饮水，喝高档果汁更有营养？　　72
　　　妈妈问　除了果汁、饮料外，还有哪些水孕妈妈不适宜喝？　　73
　　　医生建议　孕妈妈适宜喝这几种水　　　　　73
　　　养成良好的喝水习惯　　　　　　　　　　　　74

误区 19　燕窝、海参比家常食材更补益？　　　75
　　　妈妈问　不吃燕窝、海参，总得补充点儿有营养的东西吧？　　76
　　　医生建议　体重增长过慢要适当加餐　　　　76
　　　不挑食、不偏食，正常吃饭　　　　　　　　　77
　　　吃健康小零食，赶走饥饿　　　　　　　　　　77
　　　孕前饮食不规律的现在要纠正　　　　　　　　77

误区 20　多吃水果，就可以少吃蔬菜？　　　　78
　　　妈妈问　不是说多吃水果能预防妊娠纹吗？　　79
　　　医生建议　蔬菜和水果都要摄入充足　　　　79
　　　蔬菜可以适当多吃，水果却不能　　　　　　　80
　　　蔬菜不能代替水果　　　　　　　　　　　　　80
　　　吃水果把握好时间　　　　　　　　　　　　　80

产检误区

误区 21　想更好地监测胎宝宝健康情况，可多做产检？　　81
　　　妈妈问　我想回娘家住段时间，下次产检在当地的医院检查可以吗？　82
　　　医生建议　产检时间和次数提前了解，切忌盲目增加或更改　　82
　　　挑选适合自己的医院　　　　　　　　　　　　83
　　　最好将产检医院作为你的生产医院　　　　　　83
　　　孕 8~12 周，可以到医院建档了　　　　　　　84
　　　建档需要做什么检查　　　　　　　　　　　　84

误区 22　HCG 值比别人低就是不正常？　　85
- 妈妈问　每个孕妈妈都要做 HCG 和孕酮（也称黄体酮）检查吗？　86
- 医生建议　HCG 和孕酮正常就不怕　86
- HCG 值 8 周后平稳，20 周时相对稳定　87
- 孕酮——维持妊娠的天然孕激素　87
- HCG 含量测定持续降低提示可能有流产征兆　87
- 检测 HCG 的方法：血检和尿检　87
- 帮你读懂检查孕酮和 HCG 的报告单　88

误区 23　做 B 超会辐射胎宝宝？　　89
- 妈妈问　听说阴道 B 超容易导致流产，是真的吗？　90
- 医生建议　整个孕期，孕妈妈需要做这些 B 超检查　90
- 做 B 超宝宝位置不对，可以出去走走再照　91
- 高龄或有过流产史，做 B 超很重要　92
- 双胞胎孕妈妈如何安排 B 超检查　92
- B 超检查能帮助推算预产期　92

误区 24　NT 值越小越好？　　93
- 妈妈问　做 NT 检查需要注意什么？　94
- 医生建议　注意预约咨询，把握孕 11~14 周做 NT 检查的最佳时机　94
- 帮你读懂 NT 值　95

生活保健误区

误区 25　怀孕了，卧床休息可保胎？　　96
- 妈妈问　出现哪些情况要警惕胎停育？　97
- 医生建议　确定胎停育要尽快终止妊娠　97
- 产检正常的孕妈妈，多动动，更保胎　98

误区 26　怀孕了不能用药？　　99
- 妈妈问　孕期用中药，会比西药安全吧？　100
- 医生建议　遵循这些原则，孕期是可以用药的　100
- 孕期禁用、慎用、忌用的药物　101

误区 27　乳房没疾病，产后再做乳房护理就可以？　　102
- 妈妈问　选择大一点儿的胸罩就可以吗？　103
- 医生建议　孕期乳房疼痛，尝试这些小妙招　103

	清洁乳房	104
	乳头内陷要及时矫正，以免影响哺乳	104
误区 28	**24 小时穿防辐射服可有效防辐射？**	**105**
	妈妈问　仙人球能防辐射吗？	106
	医生建议　日常可采用减少辐射的办法	106
	吃点儿抗辐射的食物	107
误区 29	**妊娠纹，先观察会不会长再做处理？**	**108**
	妈妈问　妊娠纹只长在肚皮上吗？	109
	医生建议　5 招预防妊娠纹	109
	和缓按摩法，预防妊娠纹	110
专题 1	孕妈妈吃酱油，宝宝皮肤容易变黑吗？	111
专题 2	工作间隙"小动作"，帮孕妈妈缓解不适	112

PART 3　扫除孕中期（孕 4~7 月）常见误区

饮食误区

误区 30	**补钙，与吃蔬菜没什么关系？**	**114**
	妈妈问　喝骨头汤是不是特别补钙啊？	115
	医生建议　孕中期钙摄入量增加到 1000 毫克	115
	胎宝宝骨骼、牙齿发育，钙需求量大增	116
	补钙的同时不要忘记补维生素 D	116
	补钙不宜过量	116
	适合孕妈妈的高钙食物有哪些	116
	牛奶是钙的最佳来源	117
	牛奶含乳糖，妊娠糖尿病患者要选低脂、脱脂奶	117
	乳糖不耐受的孕妈妈怎么补钙	117
	豆浆不能代替牛奶补钙	117

误区 31	没有妊娠糖尿病，可以不限制吃甜食？	118
	妈妈问　妊娠糖尿病患者的血糖在分娩后会恢复正常，就不需要控制饮食了吧？	119
	医生建议　少食多餐、适当加餐，避免血糖大幅度升高	119
	饮食清淡少盐	120
	多吃富含膳食纤维的食物	120
	吃水果，首选低糖的	120
	吃零食，要有节制	120
	采用降低食物血糖生成指数的烹调方法	121

误区 32	节假日聚餐，食物不健康，坚决不能去？	122
	妈妈问　孕期要怎样预防过敏？	123
	医生建议　孕妈妈聚餐记住 3 点，安心享受欢聚时光	123
	节假日聚餐中西餐吃法有讲究	124

误区 33	粗粮更健康，吃超市的粗粮食品就好了？	126
	妈妈问　每个孕妈妈都适合吃粗粮吗？	127
	医生建议　天然五谷豆类，粗细混搭，每天至少吃 4 种	127
	粗杂粮是值得亲近的主食	128
	精制米面要适当减少	128
	粗粮可蒸可煮，还能炖	128
	吃粗粮也要控制量	129
	吃粗粮易胀气怎么办	129

误区 34	孕期补充膳食纤维，越多越好？	130
	妈妈问　口感越粗糙的食物膳食纤维含量越高吗？	131
	医生建议　孕妈妈每天需要 25 克膳食纤维	131
	膳食纤维，预防孕期肥胖、便秘、妊娠糖尿病的能手	132
	经常吃点儿红薯、山药等薯类	133
	补充膳食纤维的同时一定要多喝水	133
	每周吃一两次菌藻类食物	133

产检误区

误区 35	没有任何症状，不会得妊高征？	134
	妈妈问　一旦得了妊高征，就要卧床休息吗？	135
	医生建议　孕妈妈的应对策略	135

	孕 20 周以后应密切监测血压变化	136
	孕期的血压多少是正常的	136
	血压会在孕中期下降，最后几周恢复正常	136
	单一的高读数，别紧张，再测一次	137
	连续几次测量血压居高不下，要引起重视	137
	怎样预防妊高征	137

误区 36　唐筛高危，胎儿一定有问题？　138

　　妈妈问　既然做不到很精确，为什么还一定要做唐筛？　139
　　医生建议　唐筛高风险需进一步检查　139
　　不费时、不费事做唐筛，需要做这些准备　140
　　半分钟掌握唐筛流程　140
　　第一次唐筛结果不好，能换家医院再做一次吗　141
　　唐筛报告单解读　142

误区 37　羊水穿刺不安全，容易导致流产？　144

　　妈妈问　羊水穿刺到底是怎么回事？　145
　　医生建议　这些孕妈妈需要做羊水穿刺　145
　　羊水穿刺需要去几次医院　146
　　羊水穿刺当天要做什么　146
　　做完羊水穿刺后需要注意什么　146
　　也可以选择做无创 DNA 产前检测　147
　　无创 DNA 产前检测代替不了羊水穿刺　147

误区 38　B 超大排畸能查出胎儿的所有畸形？　148

　　妈妈问　B 超大排畸能看清什么？　149
　　医生建议　做 B 超大排畸的时候要把胎宝宝叫醒　149
　　教你看懂 B 超大排畸报告单　150
　　教你看懂胎儿超声结构　152

生活保健误区

误区 39　孕妈妈出现腿抽筋，是因为缺钙了？　154

　　妈妈问　能详细说说孕期引起腿抽筋的各种因素吗？　155
　　医生建议　腿抽筋时这样做，能快速缓解　155
　　预防和缓解腿抽筋，这些小妙招简单有效　156

误区 40	孕妈妈脚部水肿太厉害，穿拖鞋更适宜？	157
妈妈问	孕期脚部水肿时，适合穿什么样的鞋子？	158
医生建议	预防和缓解孕期水肿，尝试这些小方法	158
	孕期为什么会水肿	159
	水肿对孕妈妈的影响	159
	水肿对胎儿的影响	159
	促进腿部血液循环、摆脱水肿：侧抬腿运动	160

误区 41	静脉曲张，热水泡脚可以缓解？	161
妈妈问	怀孕后发现下肢静脉曲张怎么办？	162
医生建议	改善静脉曲张的方法	162
	安全运动，预防和缓解静脉曲张	163

误区 42	整个孕期都应该坚持左侧卧位睡觉？	164
妈妈问	有什么可以使侧卧更舒适的方法吗？	165
医生建议	孕早期睡姿可随意，孕中晚期以侧卧为主	165
	下肢浮肿的孕妈妈，左侧卧位睡觉要垫高腿部	166
	提高孕中晚期睡眠质量，有助于稳定睡姿	166

专题 3	安全运动：改善孕中期腰背疼痛	167
专题 4	孕中期，做好乳房护理	168

PART 4　扫除孕晚期（孕 8~10 月）常见误区

饮食误区

误区 43	孕晚期需控制体重，晚餐可以不吃主食？	170
妈妈问	孕晚期蛋白质的每日摄入量是多少呢？	171
医生建议	孕晚期控制体重增长，每周最多增加 0.5 千克	171
	控制体重，脂肪摄入以不饱和脂肪酸为主	172
	控制体重，蛋白质摄入以植物性蛋白质为主	172

误区 44	胃灼热，饭后喝点儿汤可缓解？	173
妈妈问	什么是胃灼热？	174
医生建议	预防和缓解胃灼热，少吃、不饱、多喝水	174

晚餐"三不过"，避免夜间胃酸反流 175
增加蔬菜和杂粮，保持排便顺畅 175

误区 45　没有流鼻血等出血症状，不用补充维生素 K？ 176
　　妈妈问　孕晚期，孕妈妈缺乏维生素 K 会怎样？ 177
　　医生建议　孕妈妈每天摄入 120 微克维生素 K 177
　　维生素 K 的食物来源 178
　　预防新生儿出血症，注射维生素 K 178
　　服用维生素 K 出现不适时，要立即就医 178

误区 46　自然分娩是否顺利要看运气，与饮食无关？ 179
　　妈妈问　自然分娩，是不是生得越快越好呢？ 180
　　医生建议　多吃高锌食物有助于自然分娩 180
　　分娩能量棒和电解质补水液，提供能量 181
　　喝些蜂蜜水，可缩短产程 181

产检误区

误区 47　怀一胎时没得子痫前期，二胎也不会得？ 182
　　妈妈问　子痫前期对孕妈妈和胎宝宝有什么影响？ 183
　　医生建议　若出现子痫前期，应立即入院治疗 183
　　Elecsys®sFlt-1/PlGF 双联定量检测可准确预测子痫前期 184
　　预防子痫前期，要注意饮食和孕期保健 185
　　4 款汤饮辅助治疗子痫前期 185

误区 48　胎心曲线断了就是糟糕的？ 186
　　妈妈问　哪些孕妈妈需要做胎心监护？ 187
　　医生建议　胎心过快或过慢都要让医生及时处理 187
　　读懂胎心监护图 188
　　胎心监护怎样一次就过 188

生活保健误区

误区 49　为了顺产和控制体重，孕晚期应增加运动量？ 189
　　妈妈问　到了孕晚期，孕妈妈应坚持怎样的运动原则？ 190
　　医生建议　对身体做针对性的运动调整，避免加重不适感 190

PART 5 扫除分娩及产后常见误区

误区 50 高龄产妇选择剖宫产才安全? 192
　　妈妈问　哪些情况下应该选择剖宫产? 193
　　医生建议　能顺产就顺产，对妈妈、宝宝都好 193
　　学习拉梅兹呼吸法，缓解顺产分娩痛 194

误区 51 顺产就得侧切，还不如剖宫产? 196
　　妈妈问　哪些情况下需要做侧切呢? 197
　　医生建议　储备分娩知识，正确对待顺产、侧切及剖宫产 197
　　锻炼盆底肌，助顺产免侧切 198

误区 52 无痛分娩会影响宝宝健康? 199
　　妈妈问　所有孕妈妈都适合无痛分娩吗? 200
　　医生建议　服用增加产力的小食方 200
　　无痛分娩也需要用力 201
　　练练缩紧阴道的助产运动 201

误区 53 无家族遗传病史，宝宝刚出生的检查不用做? 202
　　妈妈问　我体质比较弱，总担心遗传给宝宝，宝宝刚出生时的检查可以查出缺陷，但是能查出宝宝的体质如何吗? 203
　　医生建议　事先了解阿普加评分表，准爸妈心理有底 203
　　新生儿阿普加评分标准 204
　　新生儿的基本检查 204
　　剖宫产的宝宝要密切关注两个方面 204
　　验足跟血、接种疫苗、听力筛查、基因筛查 205

误区 54 身体恢复得很好，产后 42 天检查不用做? 206
　　妈妈问　宝宝检查要注意什么? 207
　　医生建议　宝宝身长、体重的增长速度也很重要 207
　　产后 42 天，新妈妈的六大检查别错过 208

扫除备孕期常见误区

"不要让孩子输在起跑线上！"人们常这样说。然而，对一个生命来说，真正的起跑线在哪儿呢？应该是高质量精子与高质量卵子相遇的那一刻！

而不是：

高质量的卵子满心期待着，突然一个醉醺醺的精子闯入；或者一个经常吸收大量化妆物质的卵子，与一个经常吸收尼古丁的精子相遇。

生活中的一些小细节时刻影响着生命的"起源"，父母备孕时的素质决定了宝宝的先天素质。在门诊中，经常会遇到被一些误区所误导的夫妻，这些错误认识若不及时纠正，宝宝可能很难赢在起跑线上！

饮食误区

误区 1 饮食很健康,叶酸补不补都行

门诊案例

我微信里有个朋友,是个年轻的肚皮舞教练,一次她到我这儿来做备孕咨询。当我说到服用叶酸补充剂的时候,她很自信地打断了我,说她不用补。理由是:自己为了保持身材,平时对饮食很讲究,注意合理搭配,注意均衡营养,等等,而且天然食物中的叶酸肯定比叶酸补充剂要好。

案例分析

的确,含叶酸的食物很多,人体通过健康、均衡的饮食能获取一定量的叶酸。不过,叶酸具有不稳定性,遇光、遇热容易损失,所以人体真正能从食物中获得的叶酸并不多。比如,蔬菜储存两三天后叶酸可损失一半,在烹调过程中叶酸也会有所损失。也就是说,除去烹调加工的损失,叶酸的实际吸收利用率大概只有50%,如果仅靠食物补,很难达到所需的量。

因此,在以食补为主的基础上,还需要适当补充叶酸补充剂。叶酸补充剂主要用于纠正饮食中叶酸摄入不足的情况,但是不能脱离食物而单依靠补充剂,任何一种营养素的补充都要以食物为基础。

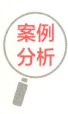

妈妈问

听说吃叶酸会扰乱月经规律，是真的吗？

医生答

实际上，叶酸是代谢方面的物质，不是激素，并不会改变固有的月经规律。其他方面的原因，如紧张焦虑，老想着要怀孕，或者碰巧工作压力大，或者内分泌失调等，都会使月经周期发生改变。不要因为关注叶酸，就盲目地把月经不规律嫁祸给叶酸。

医生建议：孕前 3 个月就要开始补叶酸

怀孕的最初两个月，是胎宝宝重要器官的快速发育阶段，当孕妈妈意识到已经怀孕时，可能已经错过了小生命发育的最重要时期。因此，备孕女性应至少提前 3 个月开始补充叶酸，整个孕期都需要补充，能有效预防胎儿神经管畸形和其他出生缺陷。

备孕期建议每天摄入 400 微克叶酸。怀孕后，孕妈妈对叶酸的需求量比正常人高，每日需要 400~800 微克才能满足胎宝宝生长需求和自身需要。加上我国育龄女性体内叶酸含量普遍偏低，因此孕期更要重视叶酸的补充。

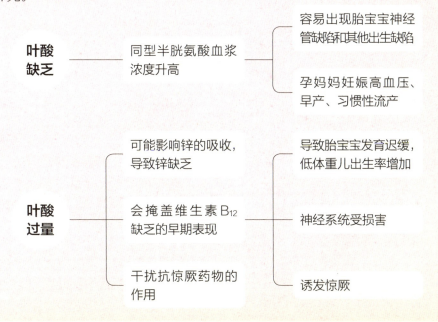

叶酸缺乏
- 同型半胱氨酸血浆浓度升高
  - 容易出现胎宝宝神经管缺陷和其他出生缺陷
  - 孕妈妈妊娠高血压、早产、习惯性流产

叶酸过量
- 可能影响锌的吸收，导致锌缺乏
  - 导致胎宝宝发育迟缓，低体重儿出生率增加
- 会掩盖维生素 B_{12} 缺乏的早期表现
  - 神经系统受损害
- 干扰抗惊厥药物的作用
  - 诱发惊厥

多吃叶酸含量高的食物

人体不能自己合成叶酸，天然叶酸只能从食物中摄取，因此应该牢记这些叶酸含量高的食物，让它们经常出现在餐桌上。

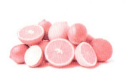 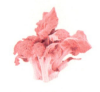

柑橘类水果 橘子、橙子、柠檬、葡萄柚等

深绿色蔬菜 菠菜、西蓝花、芦笋、油菜等

备育男性也要补充叶酸

补充叶酸能降低染色体异常的精子所占的比例。有研究表明，每天摄入充足叶酸的男性，其染色体异常的精子所占的比例明显低于叶酸摄入量低的男性。精子形成的周期长达3个月，所以备育男性也要提前3个月注意营养补充，可每天补充400微克叶酸。

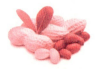 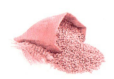

豆类、坚果类 黄豆及豆制品、花生（花生酱）、葵花子等

谷类 大麦、米糠、小麦胚芽、糙米等

不要用"叶酸片"代替"斯利安"

叶酸补充剂每片仅含0.4毫克叶酸，是国家批准的唯一预防药品，即通常所说的"斯利安"。而市场上有一种治疗贫血用的"叶酸片"，每片含叶酸5毫克，相当于"斯利安"片的12.5倍。女性在备孕及孕早期切忌服用大剂量的叶酸片，应听从医生的指导，切忌自己乱买药、滥服药。

 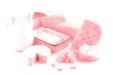

动物肝脏

牛奶及乳制品

听了医生的讲解，这位教练不禁感慨：还好尽早知道了补叶酸的重要性，不然很可能给自己和将来的宝宝造成伤害！而且要提醒老公一起补。

误区 2：维生素E可助孕，多多益善

门诊案例

这时夫妻一进门，我就感觉哪里不对。噢，丈夫看起来病怏怏的，有些虚弱；妻子气鼓鼓的，一脸的不高兴，还不时地埋怨。二位刚在我面前坐下，妻子就迫不及待地开口："我们备孕好长时间了，都快4个月了，还是没怀上，可是……"她看了老公一眼，接着说道："可是最近老公却时不时地恶心、呕吐起来，邻居们都开玩笑，说我老公怀上了！"

我刚喝进的茶水差点儿喷出来，深吸口气，问她："您爱人会不会吃坏肚子了，跟我说说他的饮食吧！"

妻子说："饮食都是我精心准备的，只是他不知从哪里听来，说吃这个能快速怀上，就每天吃两三片，您给看看，这里肯定含激素之类的吧？"边说边拿出一个药瓶。

药瓶上面写着"维生素E"。

案例分析

维生素E是一种天然"生育酚"，对人体有许多好处，但绝不能随意服用，需遵医嘱。滥用维生素E对身体不仅无益，而且可能有害。维生素E长期大剂量服用会有潜在毒性，有时可能导致出现恶心、呕吐、眩晕、视力模糊、胃肠功能及性腺功能紊乱等症状。如果长期每天服用200~600毫克的大剂量维生素E，还会诱发血栓性静脉炎、肺栓塞、下肢水肿，出现免疫力下降等问题。

妈妈问

备育男性如何服用维生素E效果更好呢?

医生答

维生素E的每天推荐用量为100~200毫克,备育男性可以每天早、晚各服1片100毫克规格的维生素E片。备育男性可以将维生素E和蜂蜜同服。因为蜂蜜含有大量的植物雄性生殖细胞——花粉,它含有一种和人的垂体激素相仿的植物雄激素,有明显的活跃男性性腺的生物特征,且蜂蜜的糖分易被吸收,对精液的形成十分有益;而维生素E又能够刺激男性精子的产生。

医生建议:食物巧搭配,合理摄入天然维生素E

精液质量不佳的男性,不妨补充点儿天然维生素E。天然维生素E直接存在于精子体内而非精浆中,可以使精子免受氧化所造成的形态损伤,对保护精子的正常形态和活力起到了很重要的作用,提高了精子的成活率,降低了精子的畸形率。

维生素E只存在于植物性食物中,如绿色蔬菜、豆类、谷类,以及花生、葵花子等坚果中。植物油也含有丰富的维生素E,如玉米油、花生油等。平时注意食物搭配,可以获得更多的维生素E。

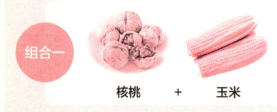

组合一 核桃 + 玉米

核桃中的不饱和脂肪酸能够促进玉米中维生素E的吸收,有助于提高精子的成活率。

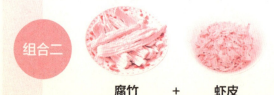

组合二 腐竹 + 虾皮

虾皮富含硒元素,与富含维生素E的腐竹搭配,可以互相促进吸收,能够保护精子活力;此外,硒有抗癌作用,能有效抑制癌细胞的增殖,并与维生素E协同作用,降低人体患癌风险。

少精、弱精极易被忽视，吃维生素 E 加层保险

少精、弱精往往会被患者忽视，因为这类患者大部分会在备孕后才出现问题。最容易被忽视的一个原因是，也许备孕夫妻在婚检和孕检时，男方的精子数量基本趋于正常，但在备孕的过程中，各种不良因素影响了精子的数量。适量多吃富含维生素 E 的食物，可降低其发生的风险。

远离抑制维生素 E 吸收的食物和药物

富含维生素 K 的食物

维生素 A、D、E、K 都属于脂溶性维生素，在人体内的消化和吸收都需要一定量的脂肪去溶解。其中，维生素 E 和维生素 K 具有明显的拮抗作用，二者同时摄入不仅会降低彼此的消化率和吸收率，而且会削弱血液的凝血功能，尤其对有外伤需止血的人有严重影响。因此，补充维生素 E 时应远离蛋黄、鱼肝油、菠菜、海藻、大豆油、奶酪、甘蓝、莴苣等含大量维生素 K 的食物。

雌激素的药物

维生素 E 是"生育酚"，能调节体内激素，其中对体内性激素的调节功能尤为显著。源源不断的维生素 E 的供应，能增加女性体内雌激素的分泌。但同时再补充雌激素的话，会造成体内雌激素超标，久而久之会导致体内激素失衡，引起内分泌失调。

抑制脂肪吸收的药物

很多药物对脂肪吸收有一定的阻碍作用，即降低身体对脂肪的吸收率。维生素 E 是一种脂溶性物质，它的吸收过程需要借助一定量的脂肪。新霉素、矿糖油等药物会抑制脂肪的吸收，因此，在补充维生素 E 的时候不要吃这类药物。

小结语

维生素 E 可助孕，最好通过天然食物来获取，以维生素 E 片的补充为辅助。同时，要远离阻碍维生素 E 吸收的食物和药物，摄入时注意时间间隔，以免造成无效补充。

误区 3 口味重，吃盐多，但是可以不用补碘了

门诊案例

少杰从小在东北长大，喜欢吃大锅炖菜，我曾建议她少吃盐。这次她又来咨询这件事。

"大夫，您说这酸菜炖血肠、猪肉炖粉条啥的，就放那么点点盐，根本不入味儿啊，弄得我这些天都没什么食欲了。"

"那我给您介绍几个减盐的烹调方法吧……"

她打断我，问："您看，盐里含碘，吃盐多，是不是可以不用补碘了？"

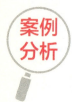
案例分析

首先，要说明的是，盐不能吃太多，建议每天食盐摄入量以6克为宜。食盐过量对身体有害，尤其到了孕中晚期，会引发水肿、妊娠高血压等，对自身和胎宝宝都极为不利。所以，从现在开始应减少食盐摄入量。

其次，无论是备孕阶段，还是怀孕阶段，碘的补充都十分重要。口味重、吃盐多，也未必能达到孕期碘需求量。如果碘摄入不足，会导致孕妈妈甲状腺功能减退，出现疲乏、肌无力、黏液分泌过多等症状，还会使胎宝宝的发育受到抑制，并影响胎宝宝中枢神经系统的发育，导致其出现智力低下、听力障碍、体格矮小等症状，甚至导致死胎、流产。

妈妈问

吃盐多的毛病很小就有，能有什么办法纠正呢？

医生答

人一旦养成清淡的口味，再吃咸的东西就会不习惯。但这个过程一定要逐渐改变、逐渐适应。如果最初每天吃盐10克，可逐渐递减为8克，适应一段时间后再减至6克、4克，不要一下子减太多，以免破坏体内水钠平衡，引发脱水，增加血液黏稠度。

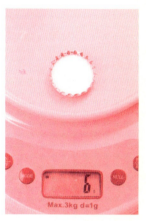

一个啤酒瓶盖去掉胶垫，装满盐正好是6克的量。

 医生建议　掌握少吃盐的窍门

1. 最后放盐：这样盐分散于菜肴表面还没来得及深入内部，吃上去口感够了，又可以少放很多盐。

2. 适当加醋：酸味可以强化咸味，哪怕放盐很少，也能让咸味突出。醋还能促进消化、提高食欲，减少食材维生素的损失。柠檬、柚子、橘子、番茄等酸味食物也可以增加菜肴的味道。

3. 利用油香味增强味道：葱、姜、蒜等经食用油爆香后产生的油香味，能增加食物的可口性。

4. 不喝汤底：汤类、煮炖的食物中，盐等调味料往往沉到汤底，因此汤底最好不喝，以免盐摄入过多。

 好孕提醒　低钠盐也要控制量

低钠盐是减少钠的含量、增加了钾的含量，而基本上咸味不减，所以吃进同样多的盐却减少了钠的摄入，适合高血压、血脂异常的人。备孕、怀孕期间也可以选用低钠盐来实现减盐，但切记肾脏病患者、高钾血症者不能食用低钠盐。不管什么盐都不能多吃，每天仍要控制在6克之内，即便是低钠盐，如果比普通盐多用25%，吃进去的钠也就和普通盐一样多了。

别忽视食物中的隐形盐

除了食盐以外,很多食物中也潜藏着盐。例如,咸菜、酸菜等腌制食品、火腿肠、午餐肉、牛肉干等加工食品,薯条、薯片等膨化食品,酱油、番茄酱、蛋黄酱、沙拉酱、味噌、咖喱等调味品,过量食用这些食物同样会导致食盐超标。特别值得注意的是,面条(各种拉面、挂面、切面等)的含盐量也不少,又容易被人忽视。因此,要警惕这类食物。如果烹调时加了酱油、鸡精等,则要减少用盐量;如果偶尔食用了咸菜、午餐肉等食物,也同样要减少炒菜时的用盐量。

补碘:每天6克盐+富含碘的食物

碘是人体时刻需要的微量元素,也是提高智力的智慧元素。它的主要功能是参与甲状腺素的合成。甲状腺素通过影响人体蛋白质的生物合成来对身体代谢产生影响,从而维持孕妈妈健康、促进胎宝宝发育。

各阶段碘需求量

营养素名称	孕前	孕早期	孕中期	孕晚期	哺乳期
碘(微克)	120	230	230	230	240

建议在规律用盐的基础上,每周吃一两次海带、紫菜、虾等海产品就基本能保证足够的碘摄入了。缺碘、碘补过了都不好,一般来说,如果孕妈妈不缺碘,就不用特别补。

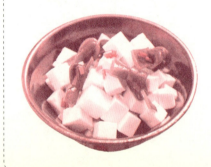

食谱举例

海带结烧豆腐 促进甲状腺发育
鲜海带100克(含碘114微克)+豆腐200克(含碘15.4微克)

小结语

盐吃多,伤身体,而且不能满足碘需求量;碘不足,食物补,过量还不好。《中国居民膳食指南》提出:碘的安全范围为250~470微克。

误区 4 豆类及豆制品让卵巢、卵子更壮实,多吃就对了

门诊案例

苏青最近感到疲倦、总爱睡觉,自以为怀上了,来医院检查。可检查结果为贫血。

"最近是不是偏食啊?"我问。

"现在哪敢在饮食上懈怠啊,从来都是各种食物搭配着吃,尤其上次您说多吃豆制品对卵巢有好处,回家后,我婆婆把黄豆及豆制品变着花样做,炒、煎炸、凉拌,几乎顿顿吃。"苏青答道。

案例分析

首先,豆类及豆腐、豆浆等豆制品含大量植物蛋白质,会让卵巢更结实、卵子更健康,备孕、怀孕期间可适量多吃。吃豆类及豆制品时尽量采用蒸、煮的烹调方式,若觉得口感欠佳,可多尝试与其他食材搭配,比如豆类与谷类搭配蒸饭、煮粥,豆腐与鲫鱼搭配炖汤等,营养丰富,且味道鲜美。煎豆腐的食用油含不饱和脂肪酸,会破坏植物蛋白质活性,让健康减分。每天吃一小盘豆腐即可,过量植物蛋白质会给肾脏带来负担,还会抑制正常铁吸收而导致贫血。

其次,保养卵巢、提高卵子质量,还有一些其他调理方式及注意事项,不仅仅要依靠豆类及豆制品。

妈妈问

朋友建议我去美容院保养卵巢，可行吗？

医生答

要远离美容院的卵巢保养。相关资料显示，美容院用于卵巢保养的精油良莠不齐，合格率不到20%。美容师手上的精油渗入身体后，可能会影响内分泌水平，甚至降低卵子活性。因此，如果没有得到医学建议及产品保证，备孕女性要远离美容院所谓的卵巢保养。

医生建议：豆类与谷类巧搭配，卵巢、卵子更健康

豆类及豆制品含有丰富的蛋白质，其蛋白质中必需氨基酸的组成与动物蛋白类似，且富含谷类蛋白缺乏的赖氨酸，是与谷类蛋白互补的天然理想食品。平时要将豆类与谷类巧搭配、常换样，多种颜色搭配，一天下来，轻轻松松地获得了所需豆类及豆制品的量，还能享受各种粮食的美味。对备孕的女性来说，经常将二者搭配，可以给卵巢、卵子提供更丰富的营养，让卵巢更结实、卵子更茁壮。

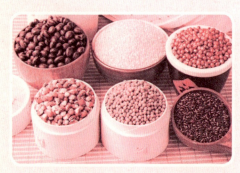

全谷物＋杂豆，每天50~150克

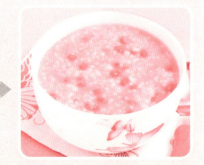

小米红豆粥

红豆、小米各50克，大米30克

平时补补铁，卵子更健康

女性为什么特别需要补铁

正常情况下，女性每次月经的失血总量为20～60毫升。月经出血时损失的铁必须从饮食营养中得到足够的铁来补充。女性在月经期，每日需铁量为18毫克，至于那些月经失血量过多和月经紊乱的人，每天铁的需求量就更多些。平时如果不重视补铁，就会引起女性缺铁性贫血。而且，这种患者的贫血常常在治愈后反复发作。

怎么补铁要分情况

在平时的膳食中注意补充铁，可以适当多吃动物血、猪肝、瘦肉、鱼类和海鲜等含铁丰富的食物。如果已经出现了贫血，血色素低于11克/分升①，并经诊治明确了是由于慢性失血造成的缺铁性贫血，可以服用补铁的西药。需要注意的是，有很多缺铁性贫血的患者并不是因为平时摄取的铁元素不够，而是因为机体对铁的吸收不好，需要去咨询相关专家，在专家指导下治疗。多吃富含铁元素的食物，给卵子提供足够的营养，会让卵子更健康。

不吃或少吃止痛药、安眠药

服用止痛药会减弱卵子活性。调查显示，服用止痛药的女性体内卵子活性比不服用止痛药的女性低7%。止痛药会抑制大脑神经，长期服用会"迷惑"神经中枢，使其对卵巢发出的指令速度降低，卵子活性减弱。

安眠药会损害女性的生理功能和生殖功能。如安定、氯氮卓、丙咪嗪等，都可作用于间脑，影响脑垂体中促性腺激素的分泌。女性服用安眠药可影响下丘脑机能，导致月经紊乱或闭经，从而影响受孕能力，导致暂时性不孕。如果女性在怀孕早期服药，还可能引起胎儿先天性畸形。

小结语

豆类及豆制品可养护卵巢，与谷类搭配蒸煮，效果更佳；提高卵子质量，补铁有讲究；远离养护卵巢的不良习惯。

---

① 1分升=100毫升。

误区 5 多吃动物肝脏，补铁和维生素A效果更好

门诊案例

桃子这次来检查，贫血程度有所减轻，但血脂有些高。

"您平时吃畜肉、油炸食品比较多吗？"我问。

桃子若有所思地说："那倒没有。会不会是吃动物肝脏的原因？听朋友说冬天应该多吃动物肝脏，可以补铁补血，所以我就经常吃了。"

案例分析

动物肝脏含有丰富的消化酶及钙、铁、锌、镁等矿物质和一些重要的维生素，如维生素A、维生素D、维生素B_1、维生素B_2、维生素B_{12}等。适当摄取动物肝脏可以补充营养，但不宜过多食用。因为动物肝脏的胆固醇较高，多食不利于平稳血脂；而且动物肝脏是动物的解毒器官，有些有害物质是在肝脏内降解消除的，有些未降解完全的毒物仍存留于其间。建议每月食用动物肝脏食物两三次，每次25克左右即可，各种动物肝脏可交替食用。

另外，缺乏维生素A容易导致不孕和胎儿出生缺陷。备孕女性每天宜摄入700微克的维生素A。但不要只关注动物肝脏，胡萝卜等植物性食物也能为人体提供维生素A。还可以咨询医生，找到最适合自己的营养补充剂。

妈妈问

铁锅炒菜能补铁吗？

医生答

很多人认为用铁锅炒菜能补铁，但其实这种做法收效甚微，因为铁锅中的铁都是无机铁，而人体需要吸收的是血红素铁，且吸收率为30%～35%，来自铁锅中的铁并非血红素铁，可以说用铁锅炒菜补铁还不如多吃点儿瘦肉等富含铁的食物，另外，由于铁锅容易生锈，人体一旦摄入过多的铁锈还会对肝脏产生危害，因此，建议食用富含铁的食物来有效补铁，预防贫血。

医生建议 及时补维生素C，以促进铁吸收

维生素C可以帮助铁质的吸收，帮助制造血红蛋白，改善孕妈妈贫血症状。维生素C多存在于蔬果中，例如，橙子、猕猴桃、樱桃、柠檬、西蓝花、南瓜等均含有丰富的维生素C。在进食高铁含量食物时搭配吃这些富含维生素C的蔬果或喝一些这些蔬果打制的蔬果汁，都是增进铁质吸收的好方法。

好孕提醒 补钙与补铁不要同时进行

孕妈妈在吃富含铁的食品或服用补铁剂时，不要同时服用补钙剂或者含钙的抗酸剂。这是因为钙会影响身体对铁的吸收。在服用补铁剂时不要喝牛奶，否则牛奶中的钙、磷会阻止铁的吸收。

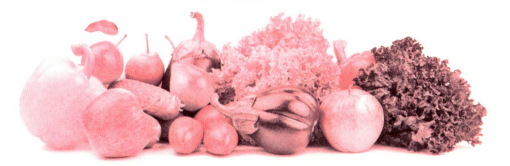

水果、蔬菜储存越久，维生素C损失越多，因此尽可能吃新鲜的水果、蔬菜。若要保存，尽可能储存在冰箱里，并且保存时间不要太长。

维生素A的两种主要来源

第一种来源：动物性食物

除动物肝脏外，猪肉、牛肉、羊肉、鸡蛋黄等动物性食物也是维生素A的良好来源。但是，动物性食物中的胆固醇和脂肪含量相对较高，不宜多吃。

第二种来源：黄、绿色蔬菜和水果

维生素A的良好来源还有黄、绿色蔬菜和水果，如西蓝花、胡萝卜、红薯、南瓜、荠菜、杧果等。这类蔬果富含的β-胡萝卜素，进入人体后可以转化为维生素A。此外，蔬菜需要做熟吃，或和其他含有油脂的食物一起吃，这样人体才可以更好地吸收胡萝卜素。

这些黄、绿色食物的胡萝卜素含量高（每100克可食部含量）

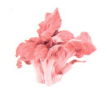
西蓝花（3510微克）

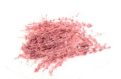
百里香（3510微克）

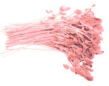
豌豆苗（2667微克）

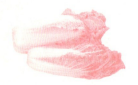
小白菜（1680微克）

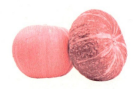
南瓜（890微克）

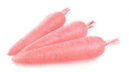
胡萝卜（668微克）

好孕提醒：备育男性也要补维生素A

一些医学专家研究证实了男性精子发育不成熟的部分原因与缺乏维生素A有关。男性若缺乏维生素A，会出现睾丸萎缩、精子发育不良、影响生殖机能、对性生活失去热情。

动物肝脏虽补铁、补血、补维生素A，但不能多吃；植物性食物中的黄、绿色蔬果，也是维生素A的良好来源。

误区 已经做婚检了，孕检就不用做了

门诊案例

刚跟某位患者电话沟通完，护士小张突然跑过来找我，慌慌张张地说道："刚才我带去做孕检的夫妻马上要过来了，他们做了几项检查后，就不想做了，因为……"

小张还没说完，就看见那对夫妻走过来了，似乎有些不高兴。妻子说道："大夫，您看我之前跟您说过，我挺忙的，刚才检查的几项我们在婚检的时候都做过了！您怎么还让我们做重复的检查呢？这孕检没必要进行了吧？"

案例分析

婚前检查（简称婚检）是不能代替孕前检查（简称孕检）的。婚检是指结婚前，对男女双方进行常规体格检查和生殖器检查，以便发现疾病。需要注意的是，不能以为婚检过关就不用做孕检了。孕检基本上可以涵盖婚检的内容，如体格检查、妇科生殖器检查、慢性疾病检查等，而血液、染色体等可以排除女性病毒感染、男性染色体平衡异位的检查项目，则是婚检没有的。

此外，很多新婚夫妇由于各种原因，婚后并没有马上要小孩，夫妻俩在婚检时一切正常，但到妻子怀孕时往往已间隔了一段时间，此时，夫妻俩的身体状况已发生了变化，应到医院做孕检。

妈妈问

忽略孕检会有什么风险啊？

医生答

有些女性怀孕前月经很正常，平时基本没什么身体异常表现，但怀孕后会有胚胎停育现象。从医学上讲，有很多疾病的症状是不明显的，但在怀孕后可能会影响胎宝宝的生长发育，比如优生五项（TORCH）检查中涉及的病原体感染，会引起胎宝宝畸形的发生。因此，备孕夫妻孕前一定要做检查。健康的宝宝需要夫妻双方共同努力，我们的目标不只是怀上，更要母子健康。

医生建议：没做孕检，千万不要错过产检

有一部分备孕夫妻因为不了解孕检或嫌麻烦，或者错过检查的时间等原因而没有进行孕检，还没有确定身体状况是否适合怀孕，宝宝就悄然来临。这时也不要过分担心，因为从怀孕到分娩，准妈妈还要做大大小小的各种产检，到时千万不要再错过了。

好孕提醒：做孕检挂什么科

一般只要去医院的导医台咨询一下，就可以知道孕检挂哪一科了。有些医院还专门设立孕检专科门诊，专门提供孕检服务。有的医院会把孕检设在妇科或计划生育科。不同的医院有不同的规定，最好先到医院导医台进行详细询问再排队挂号，以免浪费精力，耽误检查时间。

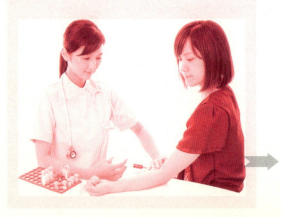

抽血前几天不能进行大量运动。剧烈运动会消耗大量能量，并且产生乳酸等酸性物质，会对抽血化验结果造成影响。

备孕女性孕前常规检查

检查项目	检查内容	检查目的	检查方法	检查时间
身高、体重检查	测出具体数值，评判体重是否达标	如果体重超标，最好先减肥，将体重调整到正常范围	用秤、标尺来测量	怀孕前1个月
血压检查	血压的正常数值：90mmHg< 收缩压 <140mmHg　60mmHg< 舒张压 <90mmHg	怀孕易使高血压患者血压更高，甚至会威胁准妈妈的生命安全	血压计	怀孕前3个月
血常规、血型检查	白细胞、红细胞、血红蛋白、血小板、ABO血型、Rh血型等	是否贫血、感染等，也可预测是否会发生血型不合	静脉抽血	怀孕前3个月
尿常规检查	浊度、尿色、尿比重、酸碱度、白细胞、亚硝酸盐、尿蛋白、葡萄糖、酮体、尿胆原、尿胆红素、红细胞等	有助于肾脏疾病的早期诊断，有肾脏疾病的女性需要治愈后再怀孕	尿液检查	怀孕前3个月
生殖系统检查	通过白带常规筛查滴虫、真菌感染等尿道炎症及淋病、梅毒等性传播疾病，检查有无子宫肌瘤、卵巢囊肿、宫颈病变等	如患有性传播疾病、卵巢肿瘤及影响受孕的子宫肌瘤，需先彻底治疗再怀孕	阴道分泌物、宫颈涂片及B超检查	怀孕前3个月
肝功能检查	目前有大、小肝功能两种。大肝功能除了乙肝全套外，还包括血糖、胆质酸等项目	肝病患者怀孕后可能会加重病情，导致早产。如母亲为肝病患者，肝炎病毒可直接传播给孩子	静脉抽血	怀孕前3个月
口腔检查	是否有龋齿、未发育完全的智齿及其他口腔疾病	怀孕期间，原有口腔隐患易加重，会影响胎儿的健康。口腔问题要在孕前解决好	口腔检查	怀孕前3个月
甲状腺功能检查	促甲状腺激素、游离甲状腺素、甲状腺过氧化酶抗体、尿碘水平	怀孕后会促使甲状腺疾病加重，甚至影响后代神经和智力	静脉抽血	怀孕前3个月

注：1毫米汞柱（mmHg）≈$1.333×10^2$帕（Pa）。

PART 1 扫除备孕期常见误区

备孕女性孕前特殊项目检查

检查项目	检查目的
乙肝病毒抗原抗体检测	乙肝病毒可以通过胎盘引起宫内感染或通过产道引起感染，会导致宝宝出生后成为乙肝病毒携带者，做此项检测可让备孕女性提早知道自己是否携带乙肝病毒
糖尿病检测	备孕女性怀孕后会加重胰岛的负担，可能会出现严重并发症，因此备孕女性要做包括空腹血糖检测在内的检测，必要时进行包括葡萄糖耐量试验在内的检测
遗传疾病检测	为避免下一代有遗传疾病，备孕夫妻有一方有遗传病史的要进行相关检测
ABO溶血检查	当备孕女性有不明原因流产史或二孩妈妈的血型为Rh阴性，丈夫的血型为Rh阳性，应该检测有无抗体生成
优生五项检查	检查备孕女性是否感染弓形虫、风疹病毒、巨细胞病毒、单纯疱疹病毒及其他病毒，备孕女性一旦感染这些病毒，就会引发流产、死胎，或者生下畸形、先天智力低下、神经性耳聋的婴儿等
染色体检查	检查备孕女性是否患有克氏征、特纳氏综合征等遗传疾病及不孕症

小结语

很多年轻夫妻认为婚检和孕检是一回事，尤其是刚结婚就打算要宝宝的夫妻。忽略孕检会给孕育宝宝带来很大风险。有些孕妈妈查出问题时已到了妊娠晚期，保胎还是引产，往往进退两难。如能在孕前进行全面检查，就可以避免不必要的麻烦了。

误区 7 备育男性已有一个健康宝宝，不用做体检

门诊案例

一天，一位看起来年龄30岁以上的女性来做孕前体检。

我问她："您爱人没一起来检查吗？"

她回答："我老公身体一直很健康，而且我们已经有一个健康的宝宝了，这次是要二胎，他就不用过来检查了。我呢，已经过了最佳生育年龄，所以要好好检查检查。"

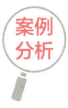
案例分析

虽然已经有一个健康的宝宝，但仅证明备育男性当时身体状况、生育能力是良好的。人的身体状况会因环境因素、生活习惯、年龄因素及心理因素等的变化而发生改变，很多时候这些改变自己意识不到。比如备育男性在当了爸爸之后，换了一个高强度的工作，长时间熬夜加班，作息不规律等，从而导致身体状况欠佳。

孕前体检可通过检查男性此时的身体状况、生育能力，来判断未来的一段时间内能否孕育出健康的宝宝。

妈妈问

具体哪些职业会影响备育男性的生育能力？

医生答

科学研究发现，男性在接触某些化学药品后，可使精子细胞内的脱氧核糖核酸（DNA）发生微妙变化，其妻子怀孕后的流产概率比一般人大，并有可能导致后代精神异常。

行业类型	对生育的影响
接触重金属铅、汞等的工作	影响精子的生成过程
接触氨甲喋呤、氯丙烷、氯乙烯等的工作	可以影响精原细胞
接触化学药品的工作，如接触雌激素、氯丙嗪等	影响精子的生存能力，并使畸形精子的数目大大增加
接触电离辐射的工作	性腺对电离辐射极为敏感，辐射可导致精子缺乏；胚胎和胎儿受到辐射后，会引起胎儿生长迟缓、小头畸形，并伴有智力障碍

注意这些容易忽视的因素，它们也会影响生育能力

发胶

发胶含有化学物质磷苯二甲酸盐，会影响男性的激素水平。长期使用发胶的男性，其精子活力、数量明显低于其他人。

装修材料

装修材料中的水溶性染料和其他物质中的乙二醇醚，有可能导致精液质量下降。

防腐剂、美容美发用品

研究证明，防腐剂、美容美发用品等含有雌激素样作用的物质，会影响男性的性腺发育，导致男性弱精子症和睾丸癌等。

过多使用香水和香皂

美国科学家研究发现，香水含有一种名为"酞酸二乙酯"的化学物质，能够损害成年男性精子的DNA。香水和香皂及其他一些芳香类制品通常含有这种物质。

备育男性检查项目

检查项目	检查目的
血常规、血型检查	检查有无贫血、血小板减少等血液病,确定ABO、Rh血型等
血糖检查	检查是否患有糖尿病
血脂检查	检查是否患有高脂血症
肝功能检查	检查肝脏是否受损,是否有急(慢)性肝炎、肝癌等肝脏疾病的初期症状
肾功能检查	检查肾脏是否受损,是否有急(慢)性肾炎、尿毒症等疾病
内分泌激素检查	检查体内性激素水平
精液检查	了解精液是否有活力,或者是否少精、弱精。如果少精、弱精,则要进行治疗,加强营养,并戒除不良生活习惯,如抽烟、酗酒、穿过紧的内裤等
男性泌尿生殖系统检查	检查是否有隐睾、睾丸外伤、睾丸疼痛肿胀、鞘膜积液、斜疝、尿道流脓等情况,这些对下一代的健康影响极大
传染病检查	如果未进行体格检查或婚检,需做肝炎、梅毒、艾滋病等传染病检查
全身体格检查	全身检查及生育能力评估

多吃利于精子生成的食物

精子的生存需要优质蛋白质、多种维生素、矿物质等,如果男性偏食,饮食中缺少这些营养素,精子的生成就会受到影响,可能会产生一些"劣质"的精子。因此,备育男性要做到在每种食物都均衡摄入的前提下,多吃些富含锌、精氨酸等有利于精子生成的食物,如牡蛎、甲鱼、河鳗、墨鱼等。

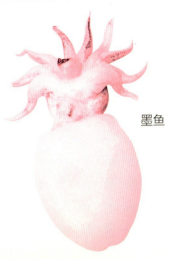

墨鱼

误区: 孕检指标正常,只要努力造人就能怀上

门诊案例

这位来咨询的备孕女性是某上市公司的白领,之前已经预约过两次门诊,但是都取消了,因为忙。她这次来也比预约时间晚了将近1小时,是母亲陪她来的。

"我和老公孕检已经做了,指标显示一切正常,可是就是好几个月都怀不上。我下个月又要出差,真是着急……"言语之间,感觉她把怀孕当成了一项迫不及待要完成的工作,也许职业使然吧!

旁边的母亲打断了她,向我说道:"平时吃的跟猫食似的,那么瘦,还总熬夜加班,我劝她几句呢,她却说我观念陈旧,这次门诊咨询还是我逼着她来的,不然她又会偷偷取消了。"

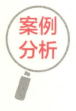

案例分析

孕检指标一切正常说明身体没有毛病,但有可能处于亚健康状态。处于亚健康状态的人,虽然孕检指标正常,且没有明确的疾病症状,但工作繁忙、压力大,夫妻关系不和谐,体重不达标(包括偏瘦、超重、肥胖),不健康饮食,运动方面的不规律运动等,都会导致精神、身体方面呈现出疲劳状态。而心理压力大、身体素质差都直接影响生育。长期处于亚健康状态的女性,其卵巢功能会下降,甚至会出现内分泌紊乱现象。

妈妈问

如何才能改善亚健康状态呢？

医生答

要学会释放压力。职业女性工作繁重，生活压力大，常伴随着身体生物钟紊乱，易出现焦虑、压抑等情绪，会增加受孕难度。因此，备孕女性要善于调节工作中的压力，闲暇时多做运动，放松心情。

理想的状况是，夫妻恩爱和谐，愉快吃饭、适度运动，健健康康，期望怀孕、准备怀孕，但不刻意追求某时某刻，做到意料之中的意外怀孕，好孕自然就会到来。

合理安排工作和生活，学会释放压力

打算怀孕的夫妻，要注意合理安排工作和生活，学会正确释放工作压力，以免造成亚健康状态，降低受孕概率。

1. 合理安排工作时间，让一天的工作压力呈递减趋势。早晨的精神状态是一天之中最好的，工作效率也高，可以把艰巨的工作任务留在早晨完成，这样心理压力会呈递减趋势。如果把工作拖到下午，那么一天的心理压力会越来越大。

2. 严格区分工作和生活，不把紧张气氛带进家门。工作尽量在单位完成，不要带回家，否则会在无形之中把工作压力转移到了家里，会让家里的气氛也随之紧张。

3. 小休闲，不让工作紧绷弦。人的身体耐受力是有限的，要注意劳逸结合。工作紧张时，可以每隔一段时间起来接杯水，望望窗外，吃吃水果，等等。在条件允许的情况下，多给自己制造一些"小休闲"，可以取悦自己，放松身心。

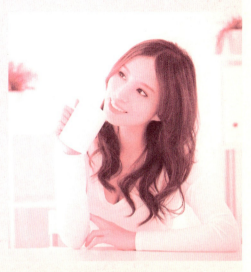

问卷调查：你是否处于亚健康状态

下面的问题，回答"是"的记为1分。

1. 你是否感觉记忆力下降，注意力很难集中？
2. 你是否思维运转缓慢，常常出现"反应迟钝"的情况？
3. 你是否常常产生自卑感，觉得压力大？
4. 你是否很难高兴起来，即使在做快乐的事，也会隐隐觉得不安？
5. 你是否每天脱发根数超过50根？
6. 你是否免疫力明显下降，经常感冒或出现一些小炎症？
7. 你是否皮肤灰暗、没有光彩，经常便秘？
8. 你是否容易疲倦，常常觉得浑身乏力？
9. 你是否贪睡，性能力下降？
10. 你是否经常感觉自己胸闷、喘不过气来，但心脏检查没有显示异常？

调查结果

如果你的分数达到4分以上，表明身体在向你发送亚健康信号，此时不宜怀孕。

小结语

对备孕夫妻来说，事业有成难能可贵，可以给宝宝创造优越的物质条件。但是，不能让事业影响了身体状况，更不能因此而影响孕育后代的能力。保持轻松、和谐、健康的生活氛围，与合格的孕检指标同等重要。

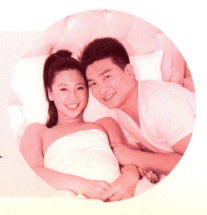

误区 ❾ 牙齿一直没疼过，口腔检查不用做

门诊案例

坐在对面的孕妈妈，怀孕两个多月了，面色憔悴，说话总不时地托腮，原来是备受牙痛折磨。

她念念有词："我的牙齿一直没毛病，很健康，虽然从上高中时就有龋齿，但是一直没疼过，吃东西也丝毫不受影响。所以……"

我接着说："所以您孕前没有进行口腔检查，更没有填充龋洞。"

她瞪着眼睛看我，执拗地说："这个不重要，现在也可以治疗啊！"

我停顿了一下，说道："这个很重要！"

案例分析

怀孕期间，孕妈妈雌激素迅速增加，免疫力降低，牙龈中的血管会增生，血管的通透性增强，牙周组织变得更加敏感，会加重口腔问题。原本很小的牙龈问题也可能因怀孕而变大，有些以前没有口腔问题的孕妈妈可能也会患口腔疾病。并不是说牙齿有病的备孕女性才需要做检查，而是所有备孕女性在怀孕前 6 个月都要做全面的口腔检查，看是否有智齿，是否有牙龈炎，是否需要洗牙，等等。

怀孕期间如果患有牙齿疾病，则相对棘手，除非紧急情况，一般是在孕中期做一些暂时性治疗，且在治疗中还有很多禁忌，否则会对胎宝宝造成影响。

妈妈问

口腔有问题会对胎宝宝有什么影响呢？

医生答

由于怕影响胎宝宝，孕妈妈即使牙疼也不敢吃药，只能强忍着，心里特别烦躁，饭也不能好好吃。而孕妈妈的心情、营养摄入都会影响胎宝宝的生长发育。并且，孕期口腔问题有产生畸形儿、流产的风险，还会引发早产或导致新生儿低体重。因此，备孕女性最好在孕前解决口腔问题。

 医生建议 孕前做好检查，避免孕期口腔疾病

孕前口腔检查主要包括对牙周病、龋齿、冠周炎、残根、残冠等的检查。最好能洗一次牙，把口腔中的细菌去除掉，确保牙齿的清洁，保护牙龈，避免孕期因为牙菌斑、牙结石过多而导致牙齿问题。需要注意的是，如果男性患有牙周炎，也会影响精子质量，所以备育男性也要做好口腔检查。

孕前口腔检查

检查项目	检查目的
牙周病检查	孕期牙周病越严重，发生早产和新生儿低体重的概率越大。怀孕前应消除炎症，去除牙菌斑、牙结石等局部刺激因素
龋齿检查	怀孕会加重龋齿的症状，孕前未填充龋洞可能会发展至深龋或急性牙髓炎，剧痛会令人夜不能寐。而且准妈妈有蛀牙，宝宝患蛀牙的可能性也很大
阻生智齿检查	无法萌出的智齿上如果牙菌斑堆积，四周的牙龈就会发炎肿胀，随时会导致冠周炎发作，甚至会出现海绵窦静脉炎，影响孕期健康
残根、残冠检查	如果孕前有残根、残冠而未及时处理，孕期就容易发炎，出现牙龈肿痛。应及早治疗残根、残冠，或拔牙，或补牙，以避免孕期疼痛

孕前做好口腔保健,降低孕后患病风险

备孕女性要想牙齿好,就要做好日常口腔保健工作,下面我们就来听听过来人都有哪些保护牙齿的小方法。

1. 选择软毛的小头牙刷。牙刷用来清除牙齿表面的食物残渣,所以要选择清洁能力更强的牙刷,同时具有柔软的刷毛和小头来适应口腔的大小,以便彻底地清除牙齿污垢,呵护牙齿。

2. 选择合适的刷牙方法,能更好地清洁牙齿。

竖刷法:沿着牙齿的方向刷,上牙向下刷,下牙向上刷,牙齿的咬合面来回刷,保证牙的内外面和咬合面都要刷到。

颤动法:刷毛和牙齿成45°,使刷毛的一部分进入牙龈和牙面间的缝隙,另一部分进入牙缝,来回做短距离的颤动。对于咬合面,刷毛应平放在牙面上,做前后短距离的颤动。这种方法是短距离的横刷,不会损伤牙龈。

3. 少用牙签,改用牙线。牙签能去除牙缝中的部分食物残渣,但对牙龈有一定的损伤。而牙线一般由尼龙线等制成,能有效去除牙缝间的食物残渣、牙菌斑等,彻底清洁牙齿,而且不损伤牙龈,更安全。

4. 用清水或盐水漱口即可。漱口水主要分为药用和非药用两种。药用漱口水主要在药店出售,用于治疗牙周炎、牙龈炎、口腔溃疡等口腔炎症。非药用漱口水主要用于消除口腔异味,对人群没有什么限制。但不管是药用漱口水还是非药用漱口水,它们都含有很多药物成分,所以备孕女性还是少用为好,只用清水或盐水漱口即可。

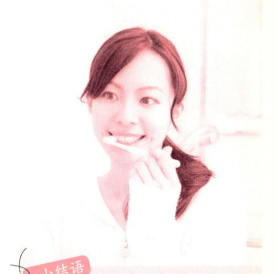

小结语

孕前,牙齿没毛病也要做口腔检查,以免怀孕后想治疗而又担心伤害宝宝,备受困扰。做好口腔保健才能保证营养摄入。

误区 10 备育男性运动强度越强，精子质量越高

门诊案例

一位女士没有如约而至，于是我给她打了个电话，以确定是否会来。但电话中她声音很低，颇为神秘，似乎有难言之隐。

见到我时，跟我说道："不好意思，刚才老公在家，我不能让他知道要来门诊咨询，请问——您这里能不能治疗男性不育？我老公应该是……应该是不能生育的，但是他自己不知道。"

"他可能有什么不良习惯吧？"我问。

她似乎总结了一下语言，说道："我老公身体很健康，不抽烟不喝酒的，日常绝对没有什么不良习惯，而且体力特好，还经常跑步，常参加足球比赛呢！"

案例分析

很多男性身体健康，没有不良嗜好，但是也无法生育，归纳起来，竟是经常进行剧烈运动惹的祸。人在剧烈运动时，能量消耗比较大，呼吸会加深、加快，当氧气量无法满足人体的需求时，葡萄糖会在缺氧的状态下发生无氧酵解，同时产生大量乳酸等酸性代谢产物，这些酸性代谢产物会随着血液循环进入睾丸，导致氧化应激反应的产生，增加精液中的活性氧成分。当精液中的活性氧超过了精液自身的抗氧化能力之后，就会影响精子的产生。

妈妈问

剧烈运动后，精子要多久才能复原？

医生答

不必过于担心，剧烈运动会对生育力造成一定影响，但是不至于导致不育症。停止剧烈运动后，再加上充足的休息和服用能提高精子活力的药物，几个月后精子活力、密度就会恢复正常。但是从剧烈运动后到精子活力、密度等再恢复，这中间需要花好几个月的时间，实在是不划算。

医生建议　夫妻一起适度运动，能增进感情，利于受孕

夫妻二人可以一起进行那些比较轻松的、能让人身心愉悦的运动，以运动后不感觉腿酸、疲劳为宜。适度运动能促进两人之间的交流，增进感情，从而有利于受孕。需要强调的是，不要选择准备过程过于复杂或过于费力的运动，比如篮球、足球、登山、长跑等剧烈运动，否则很难让两人享受到锻炼的乐趣。

此外，长时间骑车会导致脆弱的睾丸外囊血管处于危险之中，所以应尽量避免。如果一定要长时间骑车，最好穿上有护垫的骑行短裤，并选择具有良好减震功能的自行车。

运动后不宜立即洗澡

运动后不宜立即洗澡，否则会引起下列不适。

1. 血液供应不足，出现头晕、眼花、全身无力等情况。
2. 皮肤受到强烈的冷水刺激，会造成皮下血管突然收缩，加重心脏负担。
3. 冷水刺激，使肌肉内血管收缩，血流量减少，致使肌肉的物质代谢增加，较多代谢物堆积在肌肉里引起抽筋。

散步是备育男性的优选运动方式

身体各项功能正常是孕育一个健康宝宝的前提。备育男性如果想要一个强健的体魄，就必须进行适度的运动。而散步这种运动，既不必产生花销，又比较轻松，是备育男性的优选运动方式。

散步时最好快走，以达到微微出汗的程度为宜，这样具有加快下肢血液循环的良好运动效果。上班族可以在上下班途中适当地以步行代替交通工具，比如提前一两站下车，居住的地方和工作地点比较近的，可以走着去上班。这样既可以为忙碌的生活注入运动的活力，又可以收到意想不到的运动效果。

备育男性运动注意事项

想要宝宝的男士们要适量、合理地运动，具体来说，有以下几点。

1. 注意运动时间和事前准备。每天的运动时间控制在30~45分钟，不要太长，运动时要穿上宽松的衣服，以利于散热。

2. 最好选择那些对身体能够产生一定的锻炼效果，又不会过度劳累的运动。可以在天气好的日子里外出郊游，或者进行慢跑、游泳等舒缓的运动。适量运动的标准是运动结束后四肢不酸、人不觉得累。

3. 运动贵在坚持。很多人没有达到运动效果的原因就在于没锻炼多久，就想休息几天。定期参加一些自己喜欢的运动，如游泳、散步等，不仅能享受运动带来的乐趣，而且能够缓解压力，对下一代的健康起到很好的促进作用。所以，备育男性要坚持运动，并在坚持的过程中培养兴趣，发挥潜能。

小结语

备育男性适度运动有助于提高精子质量，而剧烈运动、运动时间过长都会损伤精子。轻松、不累的运动，并经常跟妻子一起散步、游泳等，都是不错的选择。

误区 11 没过35岁，卵巢功能都很强

门诊案例

有这样一位咨询者来到门诊。25岁，从事市场营销工作，她说话很没精神，语速很慢。我暗自感慨：坐在我面前的是多么年轻的姑娘啊，却感觉非常痛苦！

原来，前段时间公司整改裁员，她特别紧张，三个多月没睡好觉，天天提心吊胆的，虽然后来裁员没涉及她，但经历这件事后，她的月经就一直没来了。

案例分析

这种情况需要在医院做检查，看是否是卵巢早衰。如果情况较轻，可通过饮食、运动来调整；如果早衰是不可逆转的，只能靠吃药促使月经来潮，但就比较难怀孕了。

女性在40岁前，由于卵巢内卵泡耗竭或因医源性损伤，发生卵巢功能衰竭，即卵巢早衰。经历过高危因素影响的女性容易出现卵巢早衰，如压力太大、遭受重大精神打击等。卵巢早衰以低雌激素及高促性腺激素为特征，表现为继发性闭经，也常伴围绝经期症状。

妈妈问

卵巢早衰还与什么因素有关?

医生答

除了精神打击等因素外,还有以下几方面因素易致卵巢早衰。

1. 与腮腺炎有关。腮腺炎会产生自身免疫抗体而破坏卵巢功能。还有一些自身免疫疾病,也会产生自身免疫抗体,破坏卵巢组织和功能。

2. 医源性卵巢早衰。40岁以前切除双侧或一侧卵巢可造成卵巢等组织功能减退,导致卵巢早衰。

3. 免疫因素。多数免疫性疾病(如甲状腺炎等)可合并卵巢早衰。

4. 用促排卵的方法提升怀孕的几率,但这个做法如果过度的话,对卵巢的杀伤力很大。

5. 过度减肥。脂肪不足会影响卵巢排卵功能,易致早衰。

6. 吸烟、喝酒等不良生活习惯也会导致卵巢早衰。

医生建议:平时注意养护卵巢=把握受孕的根本

女人最重要的不是外表看到的脸,而是看不到的卵巢。因为如果女性不能分泌健康的卵子,她们就不能孕育新生命,不能成为母亲,而卵巢的衰老就是女性衰老的象征。因此,女性卵巢显得尤其重要。女性不孕的原因中,卵巢功能不全就占了30%~40%,无排卵就无法怀孕。另外,由于早期怀孕过程必须依赖黄体酮的维持,如果怀孕的第7~9周没有足够的黄体酮,就很容易引起早期胚胎流产,而黄体酮的主要来源是卵巢的黄体。

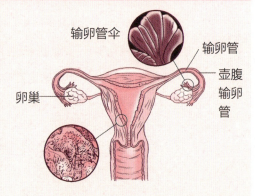

卵巢在子宫两侧、输卵管后下方,由韧带吊垂着。卵巢长约4厘米,宽3厘米,厚1厘米,重5~6克。

测一测：你的卵巢未老先衰了吗？

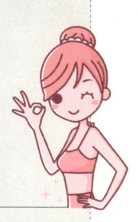

1. 月经不调、阴道干涩。
2. 性生活障碍、性冷淡、排卵率低。
3. 易怒、抑郁、失眠。
4. 发胖、小腹臃肿、水桶腰、臀部下垂。
5. 皮肤干燥、无弹性，头发干枯、无光泽，脱发。
6. 免疫力低，容易感冒。
7. 骨质疏松。
8. 尿多、尿频、尿失禁。

以上是卵巢早衰的几种表现，你中招了吗？

生活中这样养护卵巢，预防早衰

饮食调养

不饮冷饮，不吃生冷食物，按时进食，多摄入富含维生素的水果和蔬菜，多吃豆制品等富含植物性雌激素的食物，这些都有助于卵巢的健康和保养，这些也是延缓女性衰老的秘密。

适量运动，充足睡眠

早睡早起不熬夜，保持充足的睡眠；保证适量运动，经常进行像散步这样的运动，不要久坐。

心情要愉悦，学会自我调节

女性气郁容易导致气血不通，卵巢的健康也会受影响。因此，女性要经常保持心情愉快，学会自我调节情绪。可以通过练习瑜伽，达到心理和生理上的调养，从而有助于女性卵巢的保养。

和谐的性生活

和谐的性生活能推迟卵巢功能退化。

吸烟有害卵巢

不碰烟酒，尤其是吸烟，对卵巢伤害特别大，严重者甚至会导致更年期提前。

卵巢的健康状况不只是由年龄决定的，无论什么年龄的女性，都要注意在日常生活中养护卵巢。

误区 12 高龄女性采用试管婴儿技术受孕更可靠

门诊案例

这位女性年龄37岁，过来咨询，但心不在焉的，我讲的一些备孕注意事项，她也好像不太在乎。后来我忍不住问："是您自己想要个孩子，还是家里人要求的呢？"

她却肯定地回答："当然是我自己想要的，只不过我打算通过试管婴儿技术来怀孕，我有个朋友就是这么怀上的。对像我这样年龄的人来说，这样更省事、更安全，成功率也高啊！"

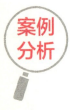
案例分析

很多高龄女性都怕承担受孕失败的风险，认为采用先进的试管婴儿技术来完成受孕更可靠。实际上，人工受精、试管婴儿等一些辅助生育技术是用来解决不孕不育的手段。而多数大龄夫妻是可以正常怀孕的，没必要一开始就采用这种助孕技术。

做试管婴儿浪费金钱，还费时费力，然而成功率却与自然受孕差不多。经历千辛万苦的超促排卵时，还可能出现卵巢过度刺激综合征，严重者甚至可能危及生命。因此，高龄女性应该先积极尝试自然怀孕，只有在出现不育或卵巢功能有问题时，才可考虑试管婴儿技术。

妈妈问

如果备孕一年都怀不上就是有问题了吧？

医生答

从生理角度讲，女性最佳的生育年龄在23~28岁，超过35岁受孕率会有所降低。

研究表明，正常夫妻1个月内受孕成功率为20%~50%，3个月内受孕成功率为57%，半年内受孕成功率为72%，一年内受孕成功率为90%。换句话说，90%的夫妻在一年内基本能自然受孕成功。

高龄女性也不用过于担心，正确理解受孕能力与年龄的关系，夫妻双方积极地做好备孕，放松心态，就会有好结果的。

医生建议：高龄女性卸下心理负担，正常怀孕不用愁

有的高龄女性特别着急想怀孕，越着急反而越怀不上，还给自己造成了很大的心理压力。高龄女性可以从下面几点来卸下心理负担。

1. 和丈夫来一场惬意的旅行，放松紧绷的神经，不去想怀孕这件事，让自己的内心轻松，好孕自然来。
2. 下班后和丈夫一起进行散步等运动，运动是调节情绪的良药。
3. 心情低落时，听一些欢快的音乐或回忆让自己开心的事情。
4. 把自己心中的困惑、担忧的问题写在纸上，写出最佳解决方法，预测最坏结果，你会发现事情并没有你想象得那么糟糕。

好孕提醒：决定要宝宝就不要再拖延

一旦打算要孩子，最好尽早受孕。专家提醒，在做出要孩子的决定后就不要再拖延下去了，否则身体的组织不断地在老化，卵子的活力也越来越低，直接影响胚胎的质量。特别是高龄女性，卵巢功能与卵子活力下降，年纪越大，受孕的困难也会越多。

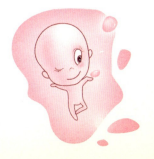

高龄女性这些事要如实相告

1. 告诉医生自己实际的周岁年龄，因为35周岁以上的孕妇发生染色体异常或生出畸形儿的概率相对较高。
2. 告诉医生是否因生病服用过某种药物，并询问所服药物对胎儿是否有害。
3. 告诉医生自己或丈夫是否有先天畸形。
4. 告诉医生自己或丈夫的家人是否有遗传病史。
5. 告诉医生自己从前是否生育过畸形儿。

卵巢功能检测必须做

高龄备孕女性错过了最佳生育年龄，卵巢功能开始衰退，可能会出现排卵障碍，对正常的受孕和生育造成影响，与此同时，雌激素、孕激素也减少了，无法维持子宫内膜环境的良好状态，对受精卵着床造成不利，因此高龄女性备孕时必须进行卵巢功能检测。卵巢功能检测一般是在备孕女性来月经的3~5天内，通过检查其内分泌生殖激素来评定卵巢功能。

良好生活习惯让卵巢更年轻

培养良好的睡眠习惯，保证睡眠充足

高龄备孕女性每天晚上要定时入睡，睡觉时间最好不要超过11点，这样可以将体内的新陈代谢维持在良好状态，帮助减慢卵巢衰老的速度。

合理膳食、均衡营养

高龄备孕女性应多吃一些有美容养颜、保护卵巢功效的食物，如坚果、蔬菜、水果及瘦肉等；杜绝烟酒，少吃垃圾食品。

少穿塑身内衣，多运动

穿宽松舒适的衣服，少穿塑身衣，因为它会使卵巢功能受损，加快卵巢衰老的速度。研究发现，经常运动能够延缓卵巢衰退，因此高龄备孕女性要坚持锻炼身体。

舒缓精神压力

研究发现，精神长期处于高度紧绷状态的女性，不仅容易衰老，肌肤也暗淡无光，卵巢衰老的速度也比较快，因此高龄备孕女性不要给自己太大的精神压力，要保持乐观积极的心态。

小结语

积极乐观的心态是健康的源泉，身心健康远比所谓的技术好得多。

误区 13　月经不调不会影响受孕

门诊案例

陈曦是之前来过的那位女白领的妹妹，与我通过一次电话。据了解，她结婚两年，终于怀上了。可是，她今天来后，居然神神秘秘地问我："怀孕后还会来月经吗？"

我以为她把受精卵着床当成月经了，便安慰道："少量的月经其实是……"

她急忙打断我："着床的事情我知道，但我的月经量是很多，跟正常量差不多。"

"那没有腹痛症状吗？以前月经规律吗？"

"我来月经时基本不痛，以前一直挺规律的，结婚第二年时不太正常，有时1个月来两次，有时候40多天才来。"

我让小张带她去检查，结果显示：未孕。

案例分析

有些女性月经没规律，或者原来规律突然不规律了，有时3个月或更长时间来一次，有时1个月来一次，或者突然1个月来两次，这都是有问题的。长时间月经不调会引起其他并发症，这就难免要影响生育了。必须到医院做全面检查和治疗，甲状腺激素是必查项目。

此外，建议备孕妈妈应对怀孕抱着顺其自然的心态，免得因盼子心切而出现假孕现象，给自己造成不利的身心影响。

妈妈问

月经周期多少天算是正常呢？

医生答

月经是很规律的，从出经血的第一天开始直至下次月经再来的总天数，是月经周期。正常的月经周期为25~35天，平均28天。但是也有个别女性40天左右来一次月经，只要有规律性，均属于正常情况。另外，月经容易受多种因素影响，提前或错后3~5天也是正常现象。

一般来说，卵泡期是由月经结束后的第一天开始至卵巢排卵为止。因为雌激素和孕激素的调节作用，有些人月经期和卵泡期发展得快一些，有些人慢些，而排卵日到下次月经来的时间是不变的，这才出现月经周期因人而异的现象。

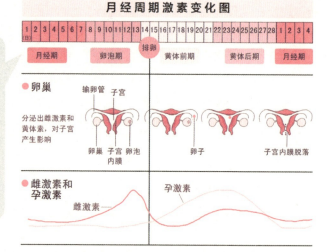

月经周期激素变化图

医生建议：月经不调的女性应进行生活调理

1. 规律生活。备孕女性熬夜、过度劳累、生活不规律都会导致月经不调，所以备孕女性规律生活后，月经就可能恢复正常。

2. 放松心情。备孕女性月经不调如果是因为受挫折和压力过大，需要释放压力，保持愉悦的心情。

3. 注意保暖。月经期间，备孕女性不要长期吹电风扇纳凉，也不要长时间坐卧在风大的地方，更不要直接坐在瓷砖地上，以免受寒。经期不要冒雨涉水，避免小腹受寒。

4. 多吃富含铁和滋补性的食物。备孕女性应合理搭配饮食，避免过度减肥，多补充足够的铁质，以免因月经量过多而发生缺铁性贫血。

改善月经不调的运动

蝶式

功效:该动作可促使骨盆扩张,让血液更顺畅地流入盆腔内,长时间坚持有助于改善月经不调和痛经,对女性生殖器官的机能也有促进作用。

动作:脚掌相对,两手紧握,放慢呼吸节奏,同时弯曲上身,头部尽量埋于两膝间,极力伸展腰背(见右图)。

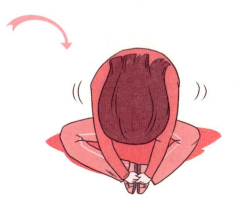

坐式转体

功效:通过刺激上腹肌肉来增强肝脏、肾脏和肠胃的功能,从而起到锻炼生殖器官的作用。

动作:端坐,挺直腰身,两腿前伸。左腿向前平伸,右腿提起,放于左腿上方,呈单侧盘腿状,右手置于臀后,支撑住地面,左手握住右腿小腿外侧并使右膝向外倒(见左图①)。吸气的同时向右转体,头部也跟着身体向右后方旋转,目视身后(见左图②),保持此姿势20秒。再反向做同一动作,左右重复5次。

> **小结语**
>
> 月经不调不痛不痒,常常被忽视,若不及时调理,则会影响受孕。平时注意饮食、保暖,适当运动,都可以缓解月经不调。

误区 14 非排卵期采取禁欲策略，有助于"一击即中"

门诊案例

小玲算是门诊咨询者中备孕时间最长的一位女性了。她的丈夫一直在国外工作，在家时间特别少，结婚4年了都没怀上。

今天来到门诊，小玲很高兴地对我说："我老公这次工作调动，会在国内工作半年，我们希望尽快怀上，现在医院不是可以超声监测排卵吗，我想在排卵期当天与老公同房，这样可以养精蓄锐，容易受孕。"

案例分析

实际上，不在排卵期就不过夫妻生活，要让丈夫养精蓄锐，为排卵期的受孕做准备，这种目的性很强、过于功利的性生活是不科学的。夫妻生活频率过低，精子储藏时间过长，容易出现部分老化或失去活力。女性每月只有一颗卵子排出，卵子的受精活力也就保持十几小时的高峰时间，低频率的夫妻生活很容易错过这个短暂又宝贵的受孕机会，不利于受孕。

妈妈问

长期分居,在备孕时需要注意什么?

医生答

如果男性长时间没有性生活或排精,其精子的质量就会下降,衰老精子的比例会上升。这种老化的精子不容易让妻子受孕,即使怀孕了,也容易造成胎宝宝智力低下、畸形或导致流产。建议先别急着怀孕,先把精子质量改善好。

医生建议:掌握好禁欲时间再同房有助于优生

研究发现,禁欲 24 小时就能使精子储备迅速恢复。但生殖能力有问题的男性有必要在计划受孕日前禁欲 3~5 天,届时再采取隔日同房一次的办法,这样比每天一次更能增加女方受孕的机会。但如果精子活力较差,每天同房一次可能更有助于提高精子的活力。

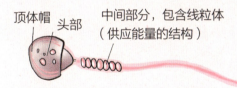

一侧睾丸每秒大约生成 1500 个精子,一次射精可以射出 2.5 亿至 5 亿个精子。

好孕提醒:掌握好夫妻生活的度

年轻的新婚夫妇,性生活会更频繁,有的每晚一两次且持续 1~3 个月。年轻人在新婚期内房事多一些是可以理解的,但是不提倡这种"狂轰滥炸"的方式。纵欲过度容易导致不射精、性欲减退或阳痿,从而影响夫妻关系。

有人对恩爱的夫妇进行调查发现,很多恩爱夫妇的性生活的频率并不比普通夫妇高,但性生活能达到"高标准"。因此想要和谐的性生活,必须把握好度。

PART 1 扫除备孕期常见误区

养护精子，要先了解精子

1. 精子从产生到成熟时间很长，需要 90 天。
2. 一年 365 天，时刻有精子产生。
3. 精子不耐高温，在高温下会死亡。
4. 如果精子长期不用，积累的精子会老化、死亡。
5. 精子喜欢碱性环境，不耐酸。
6. 精子的有效授精时间是 48 小时左右。
7. 精子有尾巴，靠尾巴摆动前进。

> 备育爸爸要保证让阴囊处于较低的温度中。尤其需要注意的是，备育爸爸千万不要去洗桑拿浴。桑拿浴的温度要比体温高出许多，长时间让阴囊处于高温环境下，会直接杀死精子，导致不育。

备育爸爸做到这几点，精子更壮实

精子虽然很小，但是它的产生条件非常苛刻。

1. 提前半年戒烟、忌酒。
2. 每天进食足够的食物，保证营养。精原细胞分裂演变成精子需要大量的营养物质，特别是号称人体"建筑材料"的蛋白质。
3. 不能洗桑拿浴。精子的生长要求阴囊内的温度比体温最少低1℃，而睾丸里的温度比体温要低0.5~1℃，否则精子的生长就会终止。一次高热桑拿浴会杀死很多精子。
4. 不能长期禁欲。成熟超过 7 天的精子会大量死亡，长期分居的夫妇第一次同房是不容易怀孕的。
5. 多吃碱性食品。
6. 要提前半年备孕，保持良好习惯，因为精子从产生到成熟需要 3 个月的时间。

小结语

长期禁欲会降低精子质量。在孕前 2~3 个月的这段时间，建议每周最好进行一两次性生活。到了孕前 1 个月，可以在女性排卵期适当增加同房次数，以两三天一次为佳。

PART 2

扫除孕早期（孕1~3月）常见误区

妈妈的"幸孕"降临了，终于可以踏上"幸孕之船"扬帆起航了！刚开始，是不是有些"晕船"呢？疲劳、乏力、嗜睡、食欲减退、恶心、呕吐等早孕反应会接踵而至哦！

不适应、不舒服怎么办？那就尝试调节进食、适当运动吧！关键的是放松，放松心情、释放压力，把这些不适当成调皮宝宝给妈妈的第一份礼物吧！

误区 怀孕了,就要吃两个人的饭

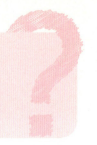

门诊案例

这位女士在备孕期间来过几次,怀孕后还是第一次见。

"您怎么胖成这样了?"我不禁问道。

"哎呀,怀孕了,就得吃两个人的饭,还能不胖?"她也有理由。

"怀孕并不需要吃两个人的饭啊,得控制点儿啊,不然将来不利于分娩啊!"我劝导说。

"可是,如果不多吃一个人的饭,宝宝的营养从哪儿来啊?"

案例分析

的确,胎宝宝要通过胎盘从母体吸收养分,因此孕妈妈的营养直接关系胎宝宝的发育情况,注重饮食营养意义重大,可以说是"一人吃两人补"。但是,为两个人吃饭不等于吃两个人的饭,孕期饮食要重质、重营养均衡,而不是一味加量。

妈妈问

不是说孕期长胖点儿，产后奶水才多吗？

医生答

孕期的营养是可以为产后泌乳做准备的，但是并不是孕期体重增长越多产后奶水就越多。产后的奶水受开奶时间、哺乳姿势和方法、饮食、心情及个人体质的影响，并不取决于孕期长胖的程度。孕期要合理饮食，保持合理的体重增长，这样才能使乳汁中的营养均衡、全面。

 医生建议　孕早期饮食，数量不一定要多，但种类要多

孕早期的饮食应注意食物的多样化，数量可以不多，但为了保证营养的全面，饮食的种类要丰富多样。

有呕吐反应的孕妈妈，可以通过少食多餐的方式来进食多种类的食物，以免妊娠反应引起营养缺乏，同时注重补充B族维生素，有助于改善呕吐现象。

而对于没有妊娠反应的孕妈妈，食物的数量也不必增加太多，跟孕前保持相当的水平即可，种类也要丰富多样，孕早期体重不宜增加太多，以免增加后期控制的难度。

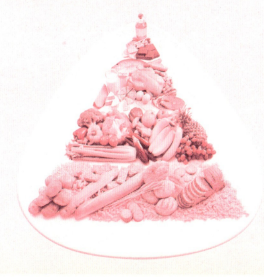

没有一种食物能满足人体所需的所有营养，孕期饮食更要注重均衡、多样化。孕妈妈可以在孕期膳食金字塔的基础上调整饮食，保证营养的全面。

总量不变，多吃几顿

孕妈妈吃饭千万不要吃到撑，可以每顿少吃一点儿，多吃几顿就可以了，这样总量是一定的，不要试图把一天的营养通过3顿饭吃下去，可以变成5顿或6顿来吃，这样就轻松愉快多了。

细嚼慢咽能避免肥胖

细嚼慢咽能促使唾液分泌量增加，唾液含有大量消化酶，可在食物进入胃之前对食物进行初步的消化，有利于保护胃黏膜。细嚼慢咽可使食物进入肠胃的速度变慢，能使大脑及时发出吃饱的信号；如果进食过快，当大脑发出停止进食的信号时，往往已经吃得过饱，容易导致热量摄入过多，引发肥胖。

多点儿粗粮，防止增重过快

适当增加粗粮的摄入，可以防止孕期便秘，还能防止体重增长过快。玉米、燕麦、荞麦、红豆、绿豆等都是很健康的粗粮，可以占全天主食总量的1/3甚至一半。

水果糖分高，当加餐吃

很多孕妈妈以为孕期大量吃水果可以让胎宝宝皮肤好，其实水果不能过量食用，因为水果中糖分含量较高，进食过多容易引起肥胖。一般来说，每天最好吃两种不同的水果，总量不超过200克，并且最好当加餐吃。如果在此基础上多吃了水果，就要相应减少主食的摄入量，以维持每日摄入的总热量不变，以免引起肥胖。

体重增长过快要减少热量摄入

体重超标的孕妈妈要考虑减少碳水化合物的摄入，用蔬菜和水果来补充。为预防碳水化合物摄入过度，孕妈妈可以在进餐时先进食蔬果，将碳水化合物含量丰富的谷类等食物放到后面。此外，不要吃太多的甜食。但是，体重超标的孕妈妈千万不能用节食的方法控制体重，否则对自己和胎宝宝的健康都不利。

这些食物可以拉入黑名单

对于不健康的食品，孕妈妈们要抵挡住诱惑，尽量远离。

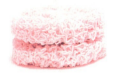
方便面
方便面含有较多的人工色素和防腐剂，而且除了热量，基本毫无营养可言，孕期不宜食用。

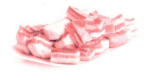
肥肉
肥肉含有过多的脂肪，过于油腻，孕妈妈不宜吃。

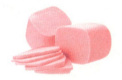
加工肉类食品
火腿肠等加工肉类食品属于高盐、高脂食物，不仅没有营养，还容易造成肥胖。

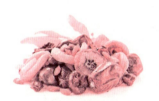
果脯、蜜饯类食物
果脯、蜜饯类食物属于高糖、高热量食物，孕妈妈不宜多吃，以免损伤牙齿，造成肥胖。

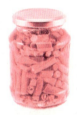
腌制食品
腌制食品含盐量高，而且含有亚硝酸盐，多吃易致胎儿畸形。

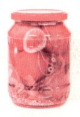
罐头食品
罐头食品一般含有添加剂，属于高糖、高盐食品，孕妈妈不宜吃。

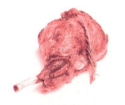
炭火烧烤类食物
用炭火烧烤肉类时容易产生致癌物，而且如果肉类在烧烤过程中没有彻底熟透，还容易导致食物中毒，一定要慎吃。

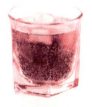
碳酸饮料
碳酸饮料含糖量高，大量饮用易引起妊娠期糖尿病。其中还含有咖啡因和二氧化碳，容易造成宫缩、腹胀、钙质流失等。

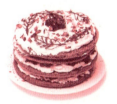
奶油制品
奶油属于高热量食物，而且奶油制品尤其是蛋糕多含有色素，不利于胎宝宝的神经发育，不宜多吃。

误区 16 吃什么吐什么，胎儿会缺乏营养

门诊案例

中午吃饭时间，食堂有我爱吃的鱼丸炒油麦菜，小张特意打回来给我，刚掀开饭盒盖子，一位孕妇走进来。我只好将饭菜推到一边，为她咨询。可她没说几句话就突然站起来向外跑去。

她回来时，眉头紧皱，一脸憔悴，向我说道："不好意思，我一闻到菜味儿就想吐，有没有防止孕吐的偏方呢？我这些天真是被折磨得不行了！"

"孕吐是正常的妊娠反应，过了孕早期就没有或是减轻了。"我说。

"可是我常常是一闻到油烟味就不想吃了，而且吃什么吐什么，我怕胎儿会缺乏营养！"

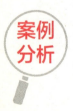

案例分析

孕期有孕吐反应的孕妈妈还是占大多数的，吃什么吐什么，甚至一闻到油烟味都想吐，于是很多孕妈妈都会担心这会对胎宝宝发育造成影响。其实孕早期，胎宝宝所需的营养很少，孕妈妈并不需要额外多吃多少东西，轻度到中度的恶心及偶尔呕吐，不会影响宝宝的健康。但是如果出现剧吐就要加以注意了。

妈妈问

孕吐期间没增加体重怎么办？

医生答

孕吐是一种很不舒服的妊娠体验，而且孕期的呕吐、恶心感造成了孕妈妈无法保证饮食平衡，有的孕妈妈体重一点儿也没长，甚至有的会降低。在孕妈妈有食欲的情况下尽量正常吃喝，虽然孕吐严重，但身体原来储存的营养足以供应胎宝宝，而且胎宝宝在前几个月长得也很慢，对营养的需求不是很大，所以千万不要过于担忧体重减少的问题。

医生建议：尝试这些妙招，有效缓解孕吐

孕吐是怀孕早期最明显的表现之一，多数孕吐症状会在孕16周以后慢慢缓解，所以孕妈妈不必过于担心，采用下面小妙招可应对孕吐。

喝些自制果蔬汁

苹果甜酸爽口，可增进食欲，促进消化，孕妈妈可以用来打些果汁，能缓解孕吐。

喝些姜汤

生姜被称为"呕家圣药"，孕妈妈可以将生姜切碎，放入开水中冲泡，品尝一杯独特的姜茶，也能缓解孕吐。

吃苏打饼干、吐司

孕妈妈可以在睡前吃点儿苏打饼干、吐司等，这样第二天早晨起床时不会因为空腹感而出现恶心、呕吐的情况。

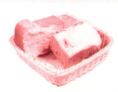

放松心情能减轻孕吐

孕妈妈在孕期要放松，保持良好的心态，在应对孕吐的时候做到这一点也非常重要，心事重重、疑虑担忧会让妊娠反应更加严重。

首先孕妈妈要认识到孕吐是正常现象，只要在正常范围内，是不会影响胎宝宝发育的，同时要了解一些相应的科学知识，多与其他的孕妈妈交流，解除心理压力，也可以多和自己的产检医生交流。

吃了就吐，也要该吃就吃

孕妈妈在没有食欲的时候，不必强迫自己进食，但是不要在有食欲的时候也不敢吃，孕吐的间隙，只要能够进食就要大胆吃，选择自己想吃的东西吃。此时不要让自己饿肚子，对于食物选择不要过分禁忌，即使想吃的东西营养价值不是那么高，也比不吃要好。

适当多吃可缓解孕吐的食物

如果没有特别的偏好，孕妈妈不妨选择下边这些食物，既能缓解孕吐，又富有营养，如燕麦面包、麦片、杂粮粥、杂豆粥、牛奶、酸奶、水煮蛋、蒸蛋羹、带汤水饺、各种新鲜的蔬菜和水果等。

出现妊娠剧呕要就医

程度较轻的孕吐是不会影响正常妊娠的，但是也有少数孕妈妈早孕反应较重，发展为妊娠剧吐，这个时候就需要就医了。那么什么程度的孕吐属于妊娠剧吐呢？一般来说，孕吐呈持续性，无法进食或喝水，身体消瘦特别明显，体重下降超过原有体重的15%；出现严重的电解质紊乱和严重的虚脱，甚至生命体征不稳定；孕吐物除食物、黏液外，还有胆汁和咖啡色渣物，这时应及时到医院检查。

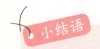

小结语

放松心情，该吃就吃，别太拿孕吐当回事儿。适当给自己榨杯果蔬汁，营养健康，又可当作消遣。远离油腻食物，在烹调蔬菜、鱼类等食物过程中也要注意少油少盐，清清淡淡可增加食欲。

误区 17 吃深海鱼越多,宝宝越聪明

门诊案例

一时婆媳走进来,婆婆表情严肃,似乎有些生气。儿媳一脸委屈,说道:"能促进宝宝大脑发育的食物,除了深海鱼,还有别的吗?这个……天天吃鱼实在吃不下啊……"

我刚要开口,婆婆却紧接着说道:"邻居王老太太家的媳妇怀孕时就天天吃鱼,结果孩子出生后可聪明了,也没说像你这么费劲,不爱吃就非说吃多了不好!"

这是在家里没吵完的节奏啊!我赶紧安抚了一下二位,然后详细地做了解释。

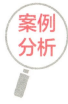

案例分析

如今海洋污染越来越严重,深海鱼难免受到汞元素等污染物的侵害,汞元素无论是在鱼体内还是在人体内都很难代谢。汞元素进入母体后,会影响胎儿脑组织发育。为了避免孕妈妈因吃深海鱼而摄入过多的汞元素,应限制每周吃深海鱼的数量和次数。此外,吃深海鱼时,最好不要吃鱼皮,因为它是汞元素等有害物质容易堆积的部位。

实际上,除鱼类之外,能让宝宝聪明的食物有很多,比如核桃、腰果等坚果类食物就是不错的选择,孕妈妈在均衡营养的前提下,可适量多食。

妈妈问

可以吃深海鱼罐头吗？

医生答

深海鱼富含DHA，可促进胎宝宝大脑发育。而鱼罐头经过高温灭菌储藏等，营养素损失较大，口味也不如新鲜鱼肉，DHA也会有损失，所以还是建议孕妈妈多吃新鲜鱼肉，少吃鱼罐头。

吃深海鱼，每周一两次就够了

鱼类富含ω-3脂肪酸，尤其含有被称为"脑黄金"的DHA，对促进胎宝宝大脑发育有重要意义。DHA能优化胎宝宝大脑锥体细胞的磷脂的构成成分，从而保证胎宝宝大脑的正常发育，还有助于胎宝宝视网膜的正常发育。

但是鉴于当前的水域污染问题，吃鱼也不要过量，更不要天天吃。可以每周吃一两次，每次在100克以内即可。吃鱼以清蒸、红烧、炖为主，不宜油炸，油炸不仅会导致脂肪含量高，还可能会使鱼的汞含量上升。

好孕提醒 **鱼类搭配豆类及豆制品、蔬菜会更加美味，且能摄入更多营养，增进食欲**

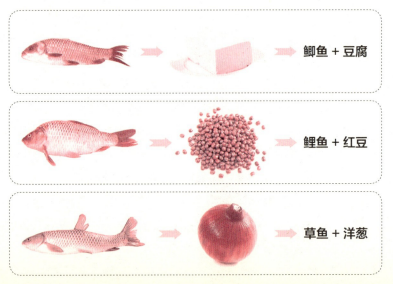

每天一两个核桃,也可促进胎宝宝大脑发育

核桃仁富含蛋白质和不饱和脂肪酸,能滋养脑细胞,促进大脑的发育,所以孕妈妈每天吃一两个核桃,可以促进胎宝宝大脑发育。此外,葵花子、南瓜子、松子、开心果、腰果等坚果也富含不饱和脂肪酸,孕妈妈可以适量食用。每天以25~30克为宜,也就是一个手掌心的量,进食过多容易导致肥胖。

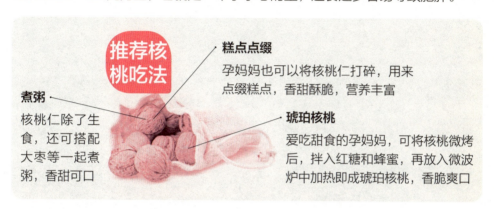

推荐核桃吃法

煮粥
核桃仁除了生食,还可搭配大枣等一起煮粥,香甜可口

糕点点缀
孕妈妈也可以将核桃仁打碎,用来点缀糕点,香甜酥脆,营养丰富

琥珀核桃
爱吃甜食的孕妈妈,可将核桃微烤后,拌入红糖和蜂蜜,再放入微波炉中加热即成琥珀核桃,香脆爽口

适量多吃富含碘的食物,提高胎宝宝智力

碘是人体时刻需要的微量元素,也是提高智力的智慧元素。它的主要功能是参与甲状腺素的合成。甲状腺素通过影响人体蛋白质的生物合成来对身体代谢产生影响,从而促进机体生长发育。孕妈妈需要储备足够的碘来满足自身需求和胎宝宝的发育需要。

若孕妈妈的食物中碘含量不足,会导致甲状腺功能减退,出现疲乏、肌无力等症状,还会使胎宝宝的发育受到抑制,并影响胎宝宝中枢神经系统的发育,导致其出现智力低下、听力障碍、体格矮小等症状,甚至导致死胎、流产。

所以,孕妈妈为了自身的健康和胎宝宝的正常发育,一定要重视补碘。富含碘的食物有海带及其他海产品、洋葱和生长在富含碘的土壤中的蔬菜。奶、蛋的含碘量也较高,其次为肉类、淡水鱼、谷类、豆类、根茎类和水果。

小结语

吃深海鱼让胎宝宝聪明,但不能多吃,孕妈妈也不要只关注鱼类,促进胎宝宝脑发育的食物有很多,注意勤换样,既能增强食欲,还可避免饮食过于单一。

误区 18 孕期饮水，喝高档果汁更有营养

今天，有位"孕前苗条、孕后肥胖"的孕妈妈过来了。

"之前告诉您的合理饮食、均衡多样的膳食计划，您是不是没好好执行啊？这么发展下去可不行啊！"我说道。

"大夫啊，我真的执行了，都是严格执行的！少食多餐，把每天的三餐拆成六餐，就连您说的一些小事我都不敢马虎啊！"

"那稍后让护士带您做进一步检查吧！对了，您说的'一些小事'指的是什么？"

"就是多喝水啊，为了保证营养，老公还特意从国外买回高档果汁呢！"

很多孕妈妈特别爱喝果汁，认为多喝可增加营养，不会发胖，甚至用果汁来代替水。这种做法不但不正确，而且有一定危险。

果汁中大约 90% 以上是水分，其余成分是果糖、葡萄糖、蔗糖和维生素等。糖类进入人体后很容易消化吸收，经常饮用，会促使体重迅速增加，导致肥胖。同时，果汁含有防腐剂、色素和香精等物质，对人体有害无益，所以孕妈妈应慎之又慎，尽量少喝或不喝果汁。

妈妈问

除了果汁、饮料外,还有哪些水孕妈妈不适宜喝?

医生答

以下几种水,孕妈妈也不宜多喝。

不宜喝的水	原因
纯净水	纯净水属于纯水,没有细菌、病菌,但大量饮用,会带走体内大量的微量元素,进而降低机体的免疫力
茶水	饮茶可以提高孕妈妈的神经兴奋性,导致孕妈妈睡眠不深、心跳加快、胎动加快等。此外,茶叶所含的鞣酸会与食物中的钙、铁元素结合,成为一种不容易被吸收的物质,进而影响钙、铁的吸收,会影响胎宝宝发育,导致孕妈妈贫血
久沸的水	久沸的水中亚硝酸根和砷等有害物质浓度相对增加,导致血液中的低铁血红蛋白变成不能携带氧的高铁血红蛋白,导致孕妈妈血液含氧量降低,进而影响胎宝宝的正常发育

孕妈妈适宜喝这几种水

适宜喝的水	原因
白开水	白开水在人体内比较容易透过细胞膜,促进新陈代谢,增加血红蛋白含量,进而提高机体免疫力。同时,白开水还可以降低血液中引起孕吐的激素浓度。白开水由于经过高温消毒,清洁卫生,可以避免细菌引起疾病,是孕妈妈补充水分的主要来源
矿泉水	孕妈妈如果饮用矿泉水应选择大品牌的,有质量保证,更安全。但要注意,孕妈妈尽量不要喝凉的矿泉水,可以稍温热后再饮用,可减轻对肠道的刺激,避免子宫收缩
自制蔬菜汁	孕期是一个特殊的生理期,对矿物质需求量较大,孕妈妈可以喝自制蔬菜汁来补充所需矿物质。孕妈妈可以准备一台榨汁机,用天然的、新鲜的、营养的蔬菜,如菠菜、芹菜、胡萝卜等,榨些蔬菜汁饮用,补充水分和矿物质,也是一个不错的选择

养成良好的喝水习惯

孕期多喝水,除了水果、饭菜里的水分外,还需要喝1500毫升水(7~8杯)。这么多的水要喝对了,才有益于母子健康。每隔两小时喝一次水,一天保证8次即可。此外,孕妈妈的饮水量还要根据孕妈妈活动量大小、体重等因素来增减。

定时喝水,避免口渴才饮水

口渴是大脑中枢发出的补水求救信号,说明体内水分已经失衡了。最好将水杯放在眼前,想起来就喝一点儿,补充身体所需。

餐前空腹喝水

三餐前约1小时,应该喝适量水,因为这时喝水,水能在胃内停留2~3分钟,然后进入小肠且被吸收到血液中,1小时左右即可补充到全身组织细胞,满足体内对水的需求。所以,饭前喝水很重要。

清晨一杯水

清晨是一天中补水最佳时机,因为经过长时间的睡眠,血液浓度提高,这时补水,可以降低血液浓度,促进血液循环,让人尽快清醒。更重要的是,清晨饮水可以刺激肠胃蠕动,预防孕期便秘。

睡前一杯水

人在睡眠时会自然发汗,就会流失水分和盐分,且不能补水,所以很多人早晨起来会感觉口干舌燥。因此,建议孕妈妈睡前半小时喝一杯水,可以降低睡眠时尿液浓度,预防结石的发生。

运动后不要一次快速饮水

孕妈妈运动后会流失大量的水,但不建议快速饮水,建议孕妈妈在运动前、运动中、运动后补充水分,有利于补充身体流失的水分,且不会增加内脏的负担,保护身体健康。

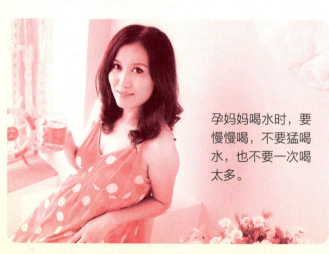

孕妈妈喝水时,要慢慢喝,不要猛喝水,也不要一次喝太多。

小结语

怀孕期间无小事。孕妈妈喝水应该有讲究、有规律,不能想当然地自作主张。有讲究、有规律地喝水才能真正给自身和胎宝宝带来健康。

误区 10 燕窝、海参比家常食材更补益

门诊案例

这位孕妈妈给我的第一印象是特别瘦弱，而且脸色暗淡，精神有些恹恹的。

"您是不是孕吐太强烈，不怎么吃饭啊？"

"您是认为我太瘦了吧？这个大概是因为我怀的是男孩儿的缘故吧！"她说。

"现在是如何得知自己怀的是男孩儿呢？为什么怀男孩儿就瘦呢？"

"这是我婆婆的经验，怀男孩儿瘦，怀女孩儿胖，而且只有这个可能性，因为我每天都吃燕窝、海参，甚至有时直接当正餐吃，不可能因为营养不良而变瘦的。"

我没有立即否定她，先让护士带她做了检查。结果证明：能量摄入不足。

案例分析

有的孕妈妈家庭条件好，恨不得每天一个海参、一碗燕窝，甚至大量吃而减少正常饭菜的摄入。目前没有明确研究证明吃这些食物对孕妈妈和胎宝宝有很大的益处，并且海参、燕窝中的营养如蛋白质、碳水化合物及一些矿物质等，完全可以从普通食物中获得。一些来历不明的燕窝、海参可能还不如普通的瘦肉、鸡蛋有营养。拿补品当正餐，就是舍本逐末了。此外，如果孕前没吃过燕窝、海参等，孕期也不宜轻易尝试，以免引起过敏反应。

妈妈问

不吃燕窝、海参，总得补充点儿有营养的东西吧？

医生答

有的孕妈妈刚一得知怀孕的消息后，家里就开始迫不及待地给其补营养。孕期饮食非常重要，摄入的食物不仅为孕妈妈自身提供所需的养分，还为宝宝的发育提供营养，毫无疑问，孕妈妈需要比平时消耗更多的热量，需要更多的营养。但是怀孕前3个月，孕妈妈所需营养与平时相差不多，其自身的营养储备即可满足需要，不需要特别补充营养。

医生建议：体重增长过慢要适当加餐

若体重不达标，孕妈妈可适当均衡地增加各类营养素的摄入量。如果孕妈妈食量较小，可以减少一些蔬果的摄入，用富含碳水化合物和蛋白质的食物补充。另外，要增加一些零食，坚果和牛奶都是不错的选择，还可以喝些孕妇奶粉。实在吃不下饭的孕妈妈，需要遵医嘱补充药用维生素、矿物质等。但是，体重不达标的孕妈妈千万不要靠吃甜食来增重。

好孕提醒：孕妇奶粉，不一定喝

孕妇奶粉根据孕期营养的需求添加了各种各样的营养素，且容易被消化和吸收。孕早期，孕妈妈往往会因为孕吐导致食欲缺乏，进而营养不良，这时喝些孕妇奶粉，可以补充一些营养。孕中晚期，孕妈妈对营养的需求量会增大，喝些孕妇奶粉，可以补充充足的营养。虽然孕妇奶粉营养丰富，但孕妈妈也不一定非要喝孕妇奶粉，只要饮食合理、营养均衡，可以不喝孕妇奶粉。

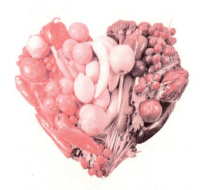

整个孕期的营养要以均衡、多样、足量为原则，而不主张大补特补。

不挑食、不偏食，正常吃饭

怀孕最初的3个月，孕妈妈完全可以延续之前的饮食习惯。现在生活条件好，食物种类丰富，孕妈妈只要平时不挑食、不偏食，营养就能够满足早期胎儿发育了。

此外，如果觉得自己有必要补充保健品，应先咨询医生或营养师。食用保健品的效果不可能立竿见影，通常需要吃很长时间才能看到。而且保健品仅具有调理功能，千万不能将其功能过分夸大。

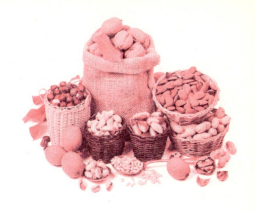

2.也可以准备些核桃、板栗、腰果、杏仁等。但是，坚果含脂肪量较高，吃多了容易发胖或影响食欲，不能多吃。

3.还应备一些抗饿的食物，如全麦面包、苏打饼干、高纤饼干等，在两次正餐中间吃，补充能量。

吃健康小零食，赶走饥饿

孕妈妈可能经常会感到饥饿，总想吃东西，这是正常的。孕妈妈可以准备点儿健康的小零食。

1.新鲜水果或果干，苹果、香蕉、葡萄干、西梅干等都可以。不过应注意每天的摄入量控制在300克以内。

孕前饮食不规律的现在要纠正

好的饮食习惯是保证母子健康的基础。如果孕妈妈怀孕之前饮食习惯很不好，不按时按点、饥一顿饱一顿、不吃早餐，那么在孕期就要刻意调整饮食习惯了，否则不仅容易造成肠胃不适，还会影响胎宝宝的生长发育。

 小结语

很多孕妈妈都迷信海参、燕窝等营养品，有的还一天服用五六种，致使饭吃得少，结果适得其反，导致能量摄入不足。实际上，在营养品泛滥的今天，有些所谓的"高级营养品"往往不如一篮子鸡蛋有价值。想让胎宝宝更好地发育，依然要靠瘦肉、蛋、奶、蔬菜、水果、主食，并坚持不挑食、不偏食，正常吃饭。

误区 20 多吃水果，就可以少吃蔬菜
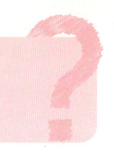

门诊案例

进门的是一位穿着比较时尚的孕妈妈，脸色有些苍白，在我对面轻轻坐下，右手一直捂着腹部。

"医生，我最近有些腹痛、腹胀，偶尔还有些头晕，您看需要怎么调理一下呢？"她问。

"您是不是吃坏肚子了？"

"我的饮食很健康，天天各种水果，无论是珍奇的还是常见的，每天都吃十几种呢！"

"那么，三餐正常吗？"

"三餐正常，只是因为水果吃得多，蔬菜就相应吃得少点儿。"

案例分析

水果和蔬菜经常被一起提起，有些孕妈妈甚至觉得，多吃了水果就可以少吃甚至不用吃蔬菜了。虽然二者在营养上有接近的部分，比如都富含维生素、矿物质和植物化学物，但水果不能取代蔬菜，它们的健康使命是不同的。

蔬菜的品种远多于水果，可选择性更多，能为人体提供的营养素更多样。水果的胡萝卜素含量普遍低于绿叶蔬菜；除了柑橘类、枣、猕猴桃、山楂和草莓等，多数水果的维生素 C 含量不及蔬菜；钙、镁、铁等元素的含量也有很大的差距。综合来看，水果的整体营养价值与蔬菜有很多不同之处，不能代替蔬菜。

妈妈问

不是说多吃水果能预防妊娠纹吗?

医生答

妊娠纹通常是怀孕 4 个月之后逐渐出现的,想要预防,可多吃富含维生素 C 的食物。维生素 C 能增加细胞膜的通透性和皮肤的新陈代谢功能,淡化并减轻妊娠纹。然而,富含维生素 C 的食物不仅限于水果,西蓝花、胡萝卜等蔬菜也普遍含有维生素 C。

蔬菜和水果都要摄入充足

蔬菜和水果含有人体必需的多种维生素和矿物质,可以提高机体的抵抗力,帮助孕妈妈加速新陈代谢,还有解毒利尿的作用,因此孕妈妈应每天进食充足的蔬菜和水果。值得注意的是,孕妈妈应尽量避免过度食用山楂、桂圆、马齿苋等果蔬。

蔬菜每天至少 5 种

蔬菜含有丰富的膳食纤维、矿物质和维生素。孕妈妈每天宜摄入蔬菜 300~500 克,至少 5 种。其中,绿色蔬菜、黄色蔬菜、红色蔬菜、黑色蔬菜等有色蔬菜营养更加丰富,宜多食用。

水果每天任选两种

水果含有丰富的维生素、膳食纤维等营养物质。孕妈妈每天宜摄入低糖类新鲜水果 100~200 克,每天任选两种。有些水果带有天然酸味,且含有较多的维生素 C、果胶,如橙子、橘子、柚子等,非常适合口味喜酸的孕妈妈。

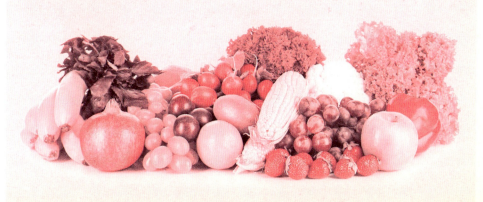

蔬菜可以适当多吃，水果却不能

相比于蔬菜，水果的糖分更高，进食过多会有引发肥胖、糖尿病、高脂血症的风险。而相比于水果，蔬菜的热量更低，膳食纤维的比例也很高。需要控制体重及血糖、血脂较高的孕妈妈往往需要增加蔬菜的量。

蔬菜不能代替水果

水果可以补充蔬菜的摄入不足，水果中的有机酸、碳水化合物比新鲜蔬菜多，而且水果可以直接食用，摄入方便，营养成分不受烹调方式的影响，水果有自己的营养优势，因此蔬菜不能代替水果。

吃水果把握好时间

对大部分孕妈妈来说，吃适量的水果远比强调什么时候吃更为重要。饭前吃可以，饭后吃也无妨，正餐时把水果当凉菜吃也是非常不错的，只要吃完没有不舒服就可以继续坚持。

那些需要控制体重的孕妈妈，最好饭前吃水果，可增强饱腹感，减少正餐进食量，以达到少食多餐的目的，避免继续发胖。而那些瘦弱、缺乏食欲的人，最好饭后吃水果，以免饭前吃大量水果影响正餐进食量。

而肠胃功能不好的孕妈妈，如胃酸过多，最好不要空腹吃酸度高和单宁含量高的水果，如菠萝、山楂等。容易腹泻的孕妈妈，最好不吃通便作用强的水果，如猕猴桃、桑葚、草莓、香蕉等；相反，便秘的孕妈妈则可以适当多吃这类水果。

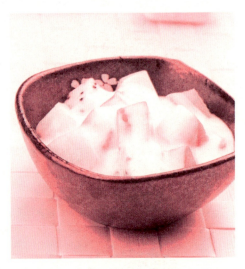

酸奶搭配水果做成沙拉，能增加水果的风味，帮你轻松吃进足量水果。

小结语

不同食物的功效可能有相同之处，但不能互相替代。水果可适量多吃，但不能代替蔬菜，更不能代替正餐。营养均衡是主旨。

误区 想更好地监测胎宝宝健康情况，可多做产检

门诊案例

王老师，1周前刚做完产检，今天又来了。

"王老师今天来是有什么不舒服吗？"我问道。

"没什么不舒服的，就是想做一次产检。"

"上次检查完后，我说过1个月后再来就行，您不记得了吗？"

"这我记得，可是1个月时间太长了，我担心宝宝发育不好，反正我最近有时间，想多检查几次。"

案例分析

一般来说，除特殊情况外，医院对整个孕期要做的产检安排都是固定的，且每次产检都有侧重点。正常产检是优生的保证，但不能盲目。有些孕妈妈因担心胎宝宝的健康问题，动不动就产检，比如在两次产检之间自行增加产检次数。其实这是没有必要的，且可能影响胎宝宝健康。

妈妈问

我想回娘家住段时间，下次产检在当地的医院检查可以吗？

医生答

不建议孕妈妈频繁更换产检医院，因为这样不利于医生系统掌握孕妈妈和胎宝宝的情况，还非常折腾孕妈妈和胎宝宝。所以，建议孕妈妈还是按照医生建议，在同一所医院做产检，这样有利于母子健康。

医生建议　产检时间和次数提前了解，切忌盲目增加或更改

1. 月经迟迟未来，可能是已经怀孕了，需要去医院确定是否怀孕。
2. 孕5~8周，有过宫外孕史的孕妈妈可以去医院确定妊娠囊位置。
3. 孕6~7周，孕妈妈可做超声波检查（B超），监测胎儿状态。
4. 孕11~14周，可用B超测量胎儿颈项透明层厚度（NT）。
5. 大多数的孕妈妈需要在孕8~12周给胎宝宝建档，最晚不要超过孕16周。
6. 从孕4月到孕7月，要坚持每个月去做一次产检。每次产检时，除了基本的检查项目外，还会有一个侧重检查的项目，孕妈妈要提前了解好，并做足准备工作。
7. 从孕8月到孕9月，最好每两周去医院进行一次产检。
8. 孕10月，预产期临近，最好每周做一次产检，为分娩做好准备。若超过41周宝宝还未降临，则需要考虑使用催产药物。

产检时间和次数要遵从医嘱，不能盲目增加或更改。如果身体有些特殊状况，要及时与主治医生沟通，让医生斟酌个人情况，对产检适当增加或调整。

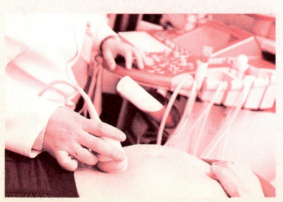

孕妈妈做产检时，要把自己的身体情况及时告诉医生，方便医生及时了解孕妈妈和胎宝宝的变化，保证母子健康。

挑选适合自己的医院

根据位置选择医院

怀孕后，孕妈妈要经常到医院进行定期产检，临近分娩时，更需要在出现异常情况后迅速前往医院，因此医院不要离家太远。对上班族来说，大部分时间都在工作单位度过，所以距离工作单位近的医院也是不错的选择。

考察医院的设施

首先应观察医疗设施的清洁度和安全性，还要确定产后是否可以喂母乳、住院病房共有多少床位、是否有儿科门诊等信息，以免等到分娩住院时才感觉医疗服务条件不满意，那时就很难更改了。

确认医院和医生的可靠性

在10个月的孕期生活中，妇产科医生要回答孕期咨询的许多问题，孕妈妈和他们的关系是否融洽也十分重要。如果孕妈妈对医生的医疗水平缺乏信任，或者医生忙得没时间一一解答孕妈妈的疑问，孕妈妈就会产生压力，所以要选择可靠的医院和医生。

关注下周围的评论

如果正在考察一家医院，可以参考一下患者的评论。选择离家近的医院时，还可以从身边的孕妈妈那里征求意见，比如检查时排队等候的时间长不长，是否需要长距离地为各项检查奔波，是否有单人的房间可供选择等。

最好将产检医院作为你的生产医院

如果没有特殊情况，产检和分娩最好在同一家医院，中间也不要更换产检医院。若中间更换医院，新医生不了解情况，容易造成信息的断层，影响医生对孕妈妈健康程度把握的连续性和全面性。而且，陌生的环境、新的程序对孕妈妈也是一轮新的考验，容易增加心理压力。整个孕期要经过十几次常规产检，如有并发症，需要去医院的次数会更多，孕妈妈和产检医院的医生、护士的接触就会特别频繁，因此维护好关系就很重要。

孕8~12周,可以到医院建档了

建档就是孕妈妈孕6周之后到社区医院办理《母子健康档案》,在孕8~12周,带着相关证件到你想要在整个孕期进行检查和分娩的医院做各项基本检查,医生看完结果,各项指标都符合条件,允许你在这个医院进行产检、分娩的过程。

建档需要做什么检查

建档的各项基本检查包括称体重、量血压、问诊、血液检查、验尿常规等。血液检查包括基本的生化检查,乙肝、丙肝、梅毒、艾滋病的筛查,TORCH全套检查(备孕期发现异常,孕期有发热、皮疹,家有养猫或犬者做该项检查),肝肾功能检查和ABO血型、Rh血型检查等。尿常规主要是看酮体和尿蛋白是否正常,以及是否有潜血。

好孕提醒 生育高峰,建档要趁早

近几年都是生育高峰,特别是二孩放开后,各个医院特别是大医院床位更是有限,有时可能需提前"占床",请准爸爸准妈妈们一定要提前做准备。一般来说,要在得知怀孕的时候就去心仪的医院排队挂号,让医生做各项检查,结果出来后,各项指标符合要求,医院会在孕16~20周换大的病历卡,才表示你已经成功建档了。

小结语

产检必要而必需,要严格遵从医嘱,私自增加产检次数反而对胎宝宝不利。要保证宝宝的健康发育不要只关注产检,要在平时的饮食、运动、保健上下功夫。

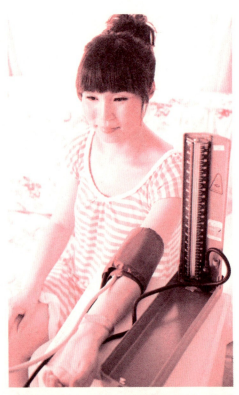

孕妈妈在测血压前,先平静坐片刻,使精神安静下来,这样可以提高准确性。

误区: HCG 值比别人低就是不正常

门诊案例

前天来检查过的孕妈妈,突然来电,电话中情绪有些不稳定。

"医生,我今天上午跟两个怀孕的同事聊天,说到HCG值的问题,她们当时检查时的数值都比我的高出好多!您看,我用不用吃些促进HCG分泌的药物?"

"放心,您的数值虽然低,但却是正常的,不用服用任何药物。"我回答道。

我先给她吃个定心丸,然后慢慢做了解释。

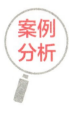

案例分析

HCG 不存在高与低的说法,只有翻倍好不好之分。每个人因体质和受精卵着床时间不同,HCG 水平是不一样的。比如有的孕妈妈怀孕 4 周的时候 HCG 只有几十,有的孕妈妈却能达到几百,不要因此担忧。

真正准确的是,自己和自己比,也就是看翻倍值。比如怀孕 3 周第一次检测是 550IU/L,那么隔天再去验血能达到 1100IU/L,就表示 HCG 翻倍正常,证明胚胎是健康的。HCG 翻倍的时间不是固定的,每个人的翻倍时间也不同,隔天翻倍只是个大概时间,有的人快,有的人慢。

妈妈问

每个孕妈妈都要做 HCG 和孕酮（也称黄体酮）检查吗？

医生答

有的女性怀孕初期 HCG 比较低，用试纸测出的线条颜色比较浅，无法判断是否怀孕。此时，才建议去医院验血，通过分析 HCG 和孕酮来判断是否怀孕。如果通过尿检就能确认怀孕，就不用再抽血验孕了。此外，有过流产史、不易受孕的女性需要做这项检查，特别是如果有阴道出血、腹痛等不适现象的，更应该做。根据这两项指标，在医生的建议下补充黄体酮，监测胎宝宝的发育情况。HCG 的含量不受进食影响，什么时候都可以检测，不需要空腹。

医生建议

HCG 和孕酮正常就不怕

HCG 在受精卵着床后，也就是大概受精一周后产生，但起初量少，不易测出，直到受精后 10~14 天日益明显。完整的 HCG 是由胎盘绒毛膜的合体滋养层产生的，HCG 能刺激人体产生孕酮，HCG 和孕酮协同作用，保护胚胎并使其获得养分。通过 HCG 和孕酮这两组数据可以监测胚胎的发育情况。确保孕酮和 HCG 正常值，对保胎和维持妊娠很重要。

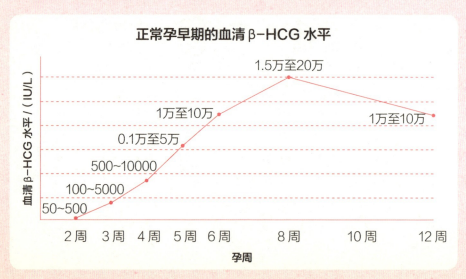

正常孕早期的血清 β-HCG 水平

HCG 值 8 周后平稳，20 周时相对稳定

HCG 在妊娠的前 8 周上升很快，以维持妊娠。大约在 8 周以后，HCG 值逐渐平稳，到大约 20 周时相对稳定。通过血液定量检查 HCG 值比用验孕试纸定性检测尿液更灵敏、更准确，其准确率在 99% 以上。

孕酮——维持妊娠的天然孕激素

孕酮是维持妊娠必不可少的激素物质，是由卵巢黄体分泌的一种天然孕激素。孕酮在怀孕初期起着非常重要的作用，它可以抑制宫缩，使子宫肌的兴奋度降低，同时使子宫肌对各种刺激的敏感度降低，从而有利于维持胚胎的稳定。孕酮还可以抑制母体中对胚胎有排斥作用的物质，使妊娠能够持续下去，是维持妊娠必不可少的，因此有"孕激素"之说。

孕酮水平在孕早期应是持续上升的。

HCG 含量测定持续降低提示可能有流产征兆

HCG 含量持续降低，提示孕妈妈有先兆流产的可能。HCG 含量在妊娠早期增长速度很快，1.7~2 天就可以增长 1 倍，妊娠 6~8 周时增长速度达到最高峰，持续到妊娠 8 周后保持在一定水平。如果孕妈妈体内的 HCG 含量持续降低，则预示有流产的可能。

检测 HCG 的方法：血检和尿检

受精卵着床后，滋养层细胞分泌的 HCG 进入血中和尿中。通过测定尿液或血液中的 HCG 含量能协助诊断早孕。

尿检一般自己可以进行，通过早孕试纸测定晨尿即可（也可以去医院做）。血液定量检查 HCG 值，比早孕试纸更准确，医院一般通过抽血检测 HCG 来确定是否怀孕。

帮你读懂检查孕酮和 HCG 的报告单

孕酮（P）
即黄体酮，是由卵巢黄体分泌的一种天然孕激素，在体内对雌激素激发过的子宫内膜有显著形态学影响，是维持妊娠所必需的。

28.18 纳克/毫升（ng/mL）
根据这个数值和后面的参考范围可以得知，此时孕妈妈处于黄体期。黄体酮是怀孕必需的激素，黄体酮如果偏低，可能与流产或胚胎停止发育有关。

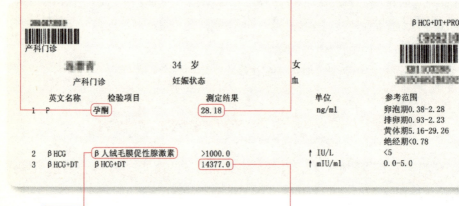

人绒毛膜促性腺激素（β-HCG）
参考范围根据孕周的不同有所不同，主要看复查后的动态变化，是滋养层细胞分泌的激素。

14377 毫单位/毫升（mIU/mL）
根据这个数值和后面的参考范围可以得知，这位女性已经怀孕 5 周了。

小结语

孕早期出现流产征兆，很多孕妈妈会打黄体酮针或吃黄体酮的药物来保胎。但首先必须弄清楚是否缺乏孕酮，可通过化验或测量基础体温等来了解。确实属于黄体功能不足者，可从基础体温上升的第 3 天注射黄体酮，并不间断使用 9~10 周，直到孕妈妈可自然产生孕酮为止。

误区 做B超会辐射胎宝宝

门诊案例

提到B超，这位曾从事过美容美发行业的孕妈妈有些顾虑。

"医生，记得备孕的时候您跟我说过，从事过美容美发、有电离辐射、需长期接触农药等工作的人，要调理半年才能怀孕，现在我怀孕了，不想让B超辐射宝宝。能不能用别的检查来代替B超呢？"

这种类似的疑问我听到过很多次。

案例分析

B超是医院产检中一项常规性检查，是一种声波传导技术，不存在电离辐射和电磁辐射，对人体组织没有什么伤害。孕早期的B超检查主要用来明确是否怀孕、是否多胎并排除宫外孕等。一般来说，如果不是频繁地、长期地做B超就不会伤害胎宝宝。

妈妈问

听说阴道 B 超容易导致流产，是真的吗？

医生答

阴道接近子宫和卵巢，阴道 B 超的图像更清晰，分辨率也高，可清晰观察到细小病变，并能探测到子宫及卵巢血流情况，因此检查结果较准确，特别适合用于检查卵泡发育情况、观察早期异位妊娠等。通常情况下，腹部 B 超适合用于诊断大的病变，以及不适宜使用阴道 B 超检查的受检者。临床上，医生有时会把腹部 B 超和阴道 B 超检查结合起来，互为补充，达到最好的诊断效果。

阴道 B 超并不会导致流产，但也不是每个孕妈妈都适合做，具体需要遵从医嘱。一般来说，有阴道出血、妊娠期流血、过大的盆腔肿块等症状和中晚期妊娠的孕妈妈不宜做阴道 B 超。

医生建议：整个孕期，孕妈妈需要做这些 B 超检查

产检时间	检查项目	备注
5~8 周	B 超确定妊娠囊位置	超声波是频率高于 2000 赫兹的声波，有宫外孕史的孕妈妈特别需要通过 B 超确定妊娠囊位置
6~8 周	B 超看胎儿心跳	高龄或有过流产史的孕妈妈需要在孕 6~7 周做 B 超
11~14 周	颈项透明层厚度（NT）检查	B 超排查畸形
21~24 周	B 超大排畸	筛查胎儿脑部、四肢、心脏等畸形
33~34 周	B 超评估胎儿体重	B 超评估胎儿体重，胎心监护看胎儿状况
35~36 周	B 超查胎儿大小、发育情况、羊水和胎位	决定分娩方式
38~42 周	B 超估计胎儿大小和羊水量	如羊水过少，应尽快终止妊娠

做 B 超宝宝位置不对，可以出去走走再照

孕妈妈在做 B 超检查时，有时候不能确定妊娠囊的位置，可能对检查造成影响，这时可以暂停检查，出去走走，过一会儿返回再测。

从以上结果看，宫内可见妊娠囊、胎芽和胎心搏动，根据妊娠囊的大小和胎芽长度判断已经怀孕 8 周 +1 天，为宫内早孕。

高龄或有过流产史，做 B 超很重要

高龄或有过流产史的孕妈妈在 6~7 周做 B 超十分必要。对最后一次月经开始日不确定的人而言，B 超（超声波）检查也是确诊怀孕的重要依据。根据 B 超检查结果可计算出胎囊大小，根据胎儿头至臀部的长度值即可推算出怀孕周数，此外还能得知有无胎心搏动及卵黄囊等，从而及时发现胚胎的发育异常情况。

双胞胎孕妈妈如何安排 B 超检查

相比于单胎，双胞胎孕妈妈产前检查有不同的时间间隔和检查方案。

就 B 超来说，双胞胎孕妈妈应至少每月进行一次胎儿生长发育的超声评估和脐血流多普勒检测。如果是单绒毛膜性双胎，建议妊娠 16 周后每两周做一次 B 超；如果是双绒毛膜性双胎，做完筛查超声后，每 4 周做一次 B 超。

B 超检查能帮助推算预产期

大多数女性通常是在末次月经的 1 个月后才意识到自己怀孕了，很难确切地说出最后一次来月经的日子，还有些女性的月经周期并不是很准，所以很难计算出准确的预产期。这种情况下就需要结合 B 超检查来推算预产期。通过测量子宫与胎儿的大小来估算末次月经第一天的日期，再推算预产期。一般来说，妊娠 8 周就可以通过 B 超检查估计胎龄了。对于月经规律者，可以在妊娠 11~14 周做 NT 检查的同时完成对孕周的核对。

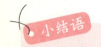

B 超是产检中一项重要检查项目，不会给胎宝宝带来伤害，孕妈妈不必担心。不过，有过阴道出血等特殊情况的孕妈妈应如实将情况告知医生，医生会根据具体情况考虑做哪种 B 超。

误区 NT 值越小越好

这位孕妈妈做完NT检查后来到门诊找我，似乎有些小失落。我心里嘀咕着：难道检查结果有什么问题？
"检查结果如何？"我问。
"没什么，很正常。"她回答，随手把单子给我。
"NT值0.18厘米，这很好啊，您还有什么担心的吗？"
"我倒不是担心，只是人家说NT值越小越好，宝宝以后会更聪明。"

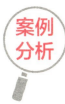

这种说法没有科学性。一般来说，只要NT的数值低于3毫米，常提示胎儿正常可能性大。如果检查结果超过3毫米，常提示胎儿异常，需要进行遗传咨询，做绒毛活检等产前诊断来检查胎儿的染色体，做排畸超声以进一步排查畸形，有条件的话可以做胎儿超声心动图检查以排除心脏问题。NT值不存在越小越好的说法，只要在参考范围内都是正常的。

此外，宝宝聪明与否，与遗传、孕妈妈的饮食和运动、胎教及出生后的教育等因素有关，而与NT值并无关系。

妈妈问

做 NT 检查需要注意什么？

医生答

这项检查不需要什么特别的准备，不用空腹也不用憋尿，只是需要胎宝宝的配合，胎宝宝位置不好的话是看不到的。医生通常会让孕妈妈出去走动走动，甚至会压压孕妈妈的肚子，以便让胎宝宝翻身。整个检查需 10~20 分钟。

NT 是指胎儿颈后部皮下组织内透明液体的厚度，是产前筛查胎儿染色体异常的有效方法之一，能够作为判断胎儿是否为唐氏儿的重要依据。

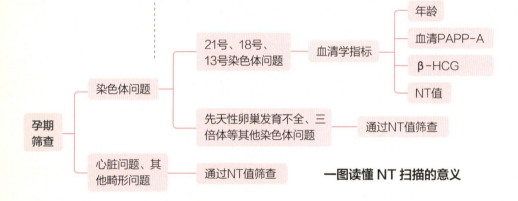

一图读懂 NT 扫描的意义

 医生建议 注意预约咨询，把握孕 11~14 周做 NT 检查的最佳时机

如果在孕 11 周之前做 NT 检查，胎宝宝比较小，在 B 超检查时看不出；如果检查时间过晚，胎宝宝的淋巴系统会吸收过多的液体，使得检查结果缺乏准确性。所以，NT 检查最好在孕 11~14 周做，此时，胎儿头臀长 45~84 毫米。可经腹部或经阴道超声测量，孕 11~13 周 98%~100% 的胎儿可测量 NT 值，孕 14 周仅 11% 的胎儿可测量。

假如有的孕妈妈错过了 NT 检查的最佳时间，不必过分担忧，中期还有唐氏筛查及大排畸检查，也可以达到更深入的排畸检查效果。

NT 排畸检查项目并不是所有医院都有的，孕妈妈可以提前到能做的医院咨询并预约，防止错过最佳的检查时间。

帮你读懂 NT 值

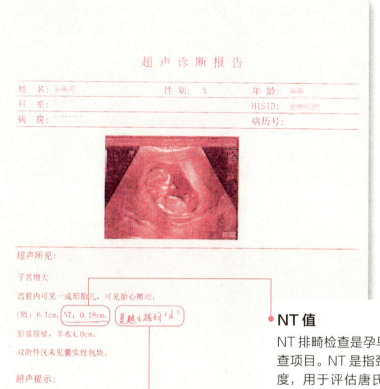

NT 值

NT 排畸检查是孕早期的排畸检查项目。NT 是指颈项透明层厚度，用于评估唐氏综合征的风险，就是早期唐筛。一般来说，只要 NT 的数值低于 3 毫米，则表示胎儿正常概率大，无须担心；而高于 3 毫米，则要考虑唐氏综合征、特纳综合征等的可能，那么一定要做好绒毛活检或羊水穿刺的检查，以进一步排查畸形。

● NT 即颈项透明层厚度。NT 值并不是越小越好，只要在参考范围内，不要高于或过于接近临界值，都是正常的。

NT 的 B 超检查，一方面依赖于医生诊断的经验，另一方面还依赖于 B 超机器的灵敏度，因此是一种筛查，所得结果可以提示孕妈妈进一步选择何种排畸检查项目更为恰当。比如可做羊水穿刺或绒毛活检，以判断是否患有唐氏综合征或其他疾病。

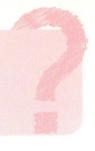

误区 05 怀孕了，卧床休息可保胎

门诊案例

34岁的李女士这是第三次怀孕了，前两次怀孕都是不到50天就发生流产。这胎有两个半月了，依然没有任何异常，家人高高兴兴地带她来做检查。

然而，B超检查结果：胎停育。李女士痛哭失声。

年迈的婆婆在旁边哽咽着："自打媳妇怀孕后，全家无微不至地照顾着，连大小便都不让她下床，就是想保住孩子，怎么到头来又是这样……"

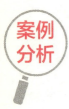

案例分析

有过两次相同情况的流产，一定有原因存在。正确的做法应该是，在怀孕初期就进行相关检查，以了解胚胎发育情况，寻找病因。如果胚胎发育异常，应积极配合医生对症治疗，而不是在不了解病因的情况下单纯卧床休息。

怀孕后，产检显示一切正常的情况下，可以适当活动，做简单家务、缓慢运动都有助于胎儿发育；如果有异常情况，如阴道出血等，要及时到医院检查，依据情况看是否需要治疗，有无保胎必要。

妈妈问

出现哪些情况要警惕胎停育？

医生答

如果发生胎停育，早期症状可能是出现阴道出血，常为暗红色血性白带；最后可能出现下腹疼痛，直接排出胚胎的流产状况。有的人没有初期迹象，直接出现腹痛、流产，甚至有人毫无察觉，通过B超检查才发现胚胎停止发育。因此，按时进行产检很重要。

医生建议 确定胎停育要尽快终止妊娠

确诊为胎停育后，要尽快终止妊娠，并做流产绒毛细胞染色体检查。如果就医便利，也可以先观察几天，等待胎儿自然流产，自然流产发生后要尽快前往医院，以免大出血，并且要做产后B超检查以确认是否完全流干净了。

有胎停育经历的女性，在备孕阶段就应该和丈夫一起吃叶酸或复合维生素，以提高卵子和精子质量。一旦发现停经，应到医院做一些相关检查，如查血HCG和黄体酮的值，监测胚胎的发育情况，同时不要剧烈活动，保持愉快的心情。

好孕提醒 怎么诊断孕早期阴道出血

孕早期阴道出血，可能是先兆流产的表现，也可能是胚胎停育或宫外孕的表现。一旦发现内裤上有血色或褐色分泌物，要第一时间去医院。医生会进行阴道检查，确认出血是否来自子宫，然后进行B超检查明确是否为宫内孕，并检查胚胎的生长情况。如果排除了因胚胎发育异常导致的出血，医生会给你检查黄体酮水平。

如果检查结果是黄体酮水平低，就需要补充黄体酮，可以注射黄体酮针，也可以服用补黄体酮的药物。但是最好不要一有出血，还没有明确出血原因，就使用黄体酮盲目保胎。

产检正常的孕妈妈，多动动，更保胎

产检一切正常、身体状况良好的孕妈妈，也不要迷信"卧床保胎"的说法。孕早期可以在咨询医生后，适当做一些简单、缓慢的运动，呼吸新鲜空气，更有助于胎宝宝发育，而且有利于控制体重和正常分娩（有妊高征、流产史、肥胖症等的孕妈妈不适合做运动）。

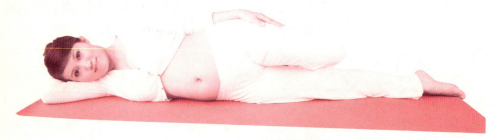

枕臂侧躺

侧躺（任意一边），屈臂枕于头下，另一手臂置于弯曲的大腿上，置于底下的大腿保持放松伸直的姿势，置于其上的大腿稍微弯曲。时间以舒服为度，做完一侧后再换另一侧。

坐姿聆听

坐在瑜伽垫或床上、毯子上，双腿盘坐，手臂自然放松，双手手心朝上，放在大腿上，颈部、脸部放松，聆听有节律的细微的声音，或者听些轻柔的音乐，保持10分钟。

小结语

有流产史的孕妈妈，应按时做好产检，并将自身情况如实告知医生。及时对症治疗，在医嘱下调理身体，才有助于怀上健康的胎儿。产检一切正常的的孕妈妈，应切忌盲目卧床保胎。

误区 怀孕了不能用药

门诊案例

赵琳新婚不久就怀孕了，每次定期产检的各方面都合格，家人十分欢喜。只是在前不久，她在淋浴时耳朵进水，发痒发痛，经检查为急性中耳炎，已有化脓迹象。医生除局部用药处理外，还开了青霉素针药抗感染。

几天后，我打电话询问赵琳的身体状况及用药情况。她说由于家人反对自己用药，从医院回来当天她就把处方扔掉了。

结果，中耳炎化脓、高烧不退的赵琳只得再次就诊。这次住院、打针、服药，家人不再制止。此病基本痊愈后，她进行了妊娠检查，胎儿已经处于发育欠佳状态……

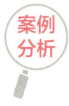

案例分析

一个原本及时用药就能痊愈的小病，却因错误认知而酿成大病。家人担心用药伤害胎儿而制止用药，使母体病情加重，导致胎儿受到更大的伤害。好在第二次救治还算及时，否则高烧不退会引起胎儿缺氧，甚至因此影响胎儿脑细胞发育。

现在很多人把"孕期不能乱用药"误解为"孕期不能用药"，矫枉过正，致使一些原本通过及时用药就能痊愈的小病丧失了最佳治疗时机。

妈妈问

孕期用中药，会比西药安全吧？

医生答

怀孕后，孕妈妈不能保证身体永远处于最健康状态，也不能保证自己不生病、不受伤。人们往往认为，西药会伤害胎宝宝，而中药相对较为安全。其实中药也并非绝对安全，有些可用，有些相对可用（权衡利弊后可用），有些尽量远离。

孕妈妈需禁用、慎用的中药

中草药	活血破气药	这类中药有桃仁、红花、乳香等。"活血"指使血液下溢，促胎外出；"破气"指使气行逆乱，无力固胎
	利下药	这类中药有甘遂、芫花、牵牛子、木通、巴豆等。这类中药往往具有通利小便、泻下通腑的作用，常会伤阴耗气
	大辛大热药	这类中药有附子、肉桂、川乌、草乌等，有引起堕胎的危险
	芳香渗透药	这类中药有麝香、草果、丁香和降香等，辛温香燥，有通胎外出之弊
中成药		牛黄解毒丸、大活络丸、小活络丸、牛黄清心丸、风湿跌打丸、小金丹、玉真散、苏合香丸、木瓜丸、活血止痛散、再造丸、苁蓉通便口服液、冠心苏合丸等

医生建议　遵循这些原则，孕期是可以用药的

1. 生病时，及时就诊，将病情及怀孕的情况告知医生。
2. 根据医生的处方到取药处取药时要仔细核对，不要拿错，还应仔细阅读说明书，并向医生问清楚用法用量，以及服药期间需要忌食哪些食物。
3. 根据药盒上的存放要求妥善存放药物。
4. 谨遵医嘱，按时吃药，不要自行改变用法、用量甚至停药。
5. 药未吃完时，原有的包装盒及说明书需尽量保存；医生处方上对用法、用量有特殊标注的，也需保存。

孕期禁用、慎用、忌用的药物

孕妈妈用药，要根据对胚胎或胎宝宝的危险性来判定。1979年，美国药物和食品管理局根据动物实验和临床实践经验，将孕期药物分为A、B、C、D、X五大类。

分类	对胎儿的危害	用药
A类（安全）	动物实验和临床实践未见对胎儿有伤害，是一种最安全的药物	维生素B、维生素C、维生素E、叶酸等
B类（相对安全）	动物实验显示对胎儿有伤害，但临床实践未证实	青霉素家族、头孢菌素类药物、甲硝唑、林可霉素、红霉素、布洛芬、吲哚美辛、毛花苷C等
C类（相对危险）	动物实验证实对胎儿有致畸或杀胚胎的作用，但临床实践未证实	氧氟沙星、阿昔洛韦、齐多夫定、巴比妥、戊巴比妥、肾上腺素、麻黄碱、多巴胺、甲基多巴、甘露醇等
D类（危险）	临床实践证明对胎儿有危害	四环素族、氨基糖苷类、抗肿瘤药物、中枢神经系统阵痛药等
X类（危险）	动物实验和临床实践都证实对胎儿有危害，是孕期禁用的药物	沙利度胺、性激素乙烯雌酚、大剂量维生素A、大量乙醇等

小结语

怀孕期间，孕妈妈不可能不患头疼脑热、肚痛拉稀及各种不可预测的疾病，除了患上那些确认为有损胎儿、不利于优生的疾病，如严重病毒感染、严重脏器疾病等，应该终止妊娠外，一般性疾病还是应该及早诊治，该用药时不能刻意回避，以免病情加重而影响优生。

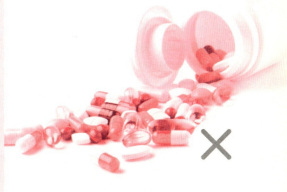

孕妈妈用药，要根据对胚胎或胎宝宝的危险性来判定。

误区 27 乳房没疾病，产后再做乳房护理就可以

门诊案例

王艳因乳房内部有硬块十分着急，担心治不好而影响产后哺乳。我建议她请专业人士进行乳房按摩，以消除硬块、疼痛。

"怀孕后，有专门护理过乳房吗？"我问。

她支支吾吾："说实话，我把精力都用在饮食上了，对乳房没重视过，胸罩还是佩戴孕前的，是感觉有点儿小，总想着哪天出门顺便买个大一点儿的，没想到这么快乳房就不舒服了。"

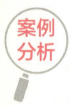

案例分析

孕期乳房在体内雌激素的刺激下，乳腺管增生，孕激素刺激乳腺泡发育，导致孕妈妈乳房常有触痛、胀等不适感。适当的乳房护理、及时更换合适的文胸可缓解不适症状，且对产后泌乳有促进作用。

孕期护理乳头，可以使乳头皮肤变得坚韧，防止哺乳时发生破损、乳腺炎等。此外，如果孕妈妈乳头凹陷，孕期不注意纠正，直到产后再纠正，将导致哺乳困难，影响母乳喂养。因此，孕妈要注意孕期的乳房护理，这对自己和宝宝都是有益的。

妈妈问

选择大一点儿的胸罩就可以吗？

医生答

孕期更换胸罩也不能一味图大尺码，尺寸过大根本起不到支撑乳房、保护腺体的作用。每当感到胸罩小了，就要再次更换一个合适的，以减少重力对乳房韧带的牵拉。特别是在做一些孕期运动的时候，如孕妇操、游泳、散步等，大小合适的胸罩就更有必要了。整个孕期需更换两三次胸罩。

可以先用卷尺量胸部下面绕一圈的大小，即确定下胸围。为确定罩杯的大小，应该用卷尺量胸部最高点处绕一圈的大小，一定要保持卷尺水平并且贴近身体。罩杯能完全贴合胸部，没有多余的脂肪漏出则说明罩杯合适。下胸围大小合适的标准是完全贴紧皮肤，不会过紧或过松。最后，买胸罩一定要试穿一下，这是保证找到适合自己胸罩的最好方法，千万不要因为匆忙而忽略了这个步骤。

医生建议　孕期乳房疼痛，尝试这些小妙招

热敷乳房

孕妈妈可以用温热毛巾热敷整个乳房。具体做法如下。
1. 双手叠放在一起，放在乳房上，然后双手用力向胸中央推压乳房进行按摩。
2. 将双手手指并拢放在乳根下方，振动整个乳房，然后用双手将乳房向斜上方推压按摩。
3. 从下方托起乳房，用双手向上推压整个乳房。

按摩乳头

1. 洗净双手，除乳房外，用肥皂水以环形擦洗至乳房基底部。
2. 用手托住乳房，自乳房基底部用中指和食指向乳头方向按摩，用拇指和食指揉捏乳头来增加乳头的韧性，每日两次，每次20下，可以减轻乳房疼痛。

清洁乳房

乳房的清洁对于保持乳腺管通畅,以及增加乳头的韧性、减少哺乳期乳头皲裂等并发症的发生无疑具有很重要的作用。

1. 清洁乳房时,要使用温水擦洗,并将乳晕和乳头的皮肤褶皱处一并擦洗干净。

2. 不可用手硬抠乳头上面的结痂,可在乳头上涂抹植物油,待上面的硬痂或积垢变软溶解后再用温水冲洗干净,拿一条柔软干净的毛巾拭干,之后在乳晕和乳头上涂些润肤乳,避免干燥皲裂。

3. 千万不要用香皂或肥皂、酒精等清洁乳房,这些清洁用品不利于乳房的保健及随后的母乳喂养。

乳头内陷要及时矫正,以免影响哺乳

如果孕妈妈的乳头内陷,可擦洗后用手指牵拉,严重乳头内陷者,可以借助乳头吸引器和矫正内衣来矫正。使用的时候要注意,一旦发生下腹疼痛则应立即停止。有流产史的孕妈妈尽量避免使用这种方法刺激乳头。

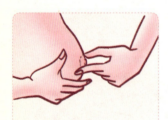

1 用一只手托着乳房,用另一只手以拇指、食指和中指牵拉乳头下方的乳晕,改善伸展性。

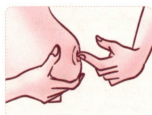

2 抓住乳头,往里压到感到疼痛为止。

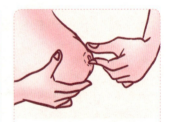

3 用手指拉住乳头,然后拧动,反复两三次。

小结语

不要认为乳房护理是产后的事情,孕期护理有助于缓解不适,并且促进产后泌乳及预防产后乳房疾病。

误区 28: 24小时穿防辐射服可有效防辐射

门诊案例

欣欣与老公经营一家网络公司,平时少不了与电脑打交道。我想提醒她办公室电脑辐射的问题。

"现在每天都在上班吗?得注意电脑辐射的问题了。"我说。

"公司实在太忙了,不过我的防护工作也做得不错。"她沾沾自喜,"刚得知怀孕时,老公拿给我一块废弃的电脑机箱盖,让我把它挡在肚子前防辐射。后来我买了几件防辐射服,上班防电脑,下班回家防微波炉、冰箱……几乎24小时穿着。"

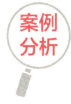

案例分析

首先,孕妈妈不可能穿上将整个身体都遮蔽起来的防辐射服,只要有领口、袖口等开口的地方,电磁辐射仍然能很容易地进入身体。其次,防辐射服的作用尚不明确,整天穿着,也未必能达到防辐射的目的,而且可能影响肌肤呼吸新鲜空气及接触某些有益照射,比如太阳光中的红外线,适度的照射可以促进胎宝宝健康发育。

因此,防辐射服并非长时间穿着就好,不要整天捂在防辐射服里,以免影响宝宝发育。

妈妈问

仙人球能防辐射吗？

医生答

很多人认为，在电脑旁放一盆仙人球或类似的植物可以防电磁辐射。实际上，仙人球有减轻眼睛疲劳、清新空气、增加负离子的功能，但并不能吸收射线，因此，仙人球等绿色植物可防辐射这种说法是没有科学依据的。

日常可采用减少辐射的办法

方法一：保持安全距离

1. 手机在振动、接听瞬间产生的电磁波最强，因此接通瞬间应尽量远离人体。

2. 电脑显示器背面与两侧产生的电磁波都比正面强，因此，孕妈妈要与电脑显示器背面保持1米以上的距离，与电脑屏幕保持70厘米以上的距离，使用后必须立即远离。

3. 用吹风机时，不要将吹风机贴近头部。

4. 最好与烤箱、烤面包机保持70厘米以上的距离；与音响、电冰箱、电风扇保持1米以上的距离；与电视机、冷气机、运作中的微波炉及电热器保持2米以上的距离；若屋外有输电缆线通过，要尽量将床放在距离输电缆线最远的地方。

方法二：减少使用的时间

孕妈妈每周使用电脑的时间最好控制在20小时以内。手机通话每天不可超过半小时。尽量少看电视等。

方法三：电器不用时，最好拔掉插头

电器在插上插头后，即使没有打开电源开关，也会有微量的电流通过，也会产生微量电磁波。拔掉插头，则可避免不必要的电磁波辐射，还能节省10%的电力。

吃点儿抗辐射的食物

日常生活中，孕妈妈完全避开电磁辐射是不可能的，但我们可以有针对性地选择日常生活中的食物，以此降低辐射对人体的伤害。建议孕妈妈常吃以下4种食物，有利于母子健康。

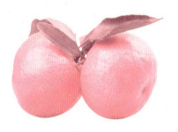

橘子

橘子含有170余种植物化合物和60余种黄酮类化合物，这些大多是天然的抗氧化剂，其抗氧化剂含量名列所有柑橘类水果之首，可显著增强人体免疫力，有效对抗电磁辐射。

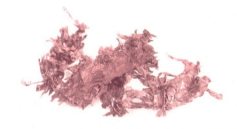

紫菜

紫菜能抗辐射、抗突变、抗氧化，与其含硒有关。硒是种重要的微量元素，能增强机体免疫功能，保护人体健康。常吃含硒丰富的紫菜，可提高人体对抗辐射的能力。

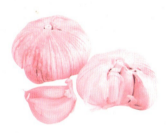

大蒜

科学研究表明，大蒜的抗氧化作用甚至优于人参，孕妈妈适量吃些大蒜有助于减少辐射损伤。

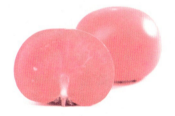

番茄

实验证明，番茄中的番茄红素通过消灭侵入人体的自由基，在肌肤表层形成一道天然屏障，能够有效阻止外界紫外线、电磁辐射对孕妈妈的伤害。

小结语

科技时代，生活中到处都是电子产品，完全避开电磁辐射是不可能的，防辐射服更不可能一劳永逸。只有从生活细节入手，减少使用电脑时间，养成正确使用家用电器的习惯，才能做到有效防辐射。

误区 29 妊娠纹，先观察会不会长再做处理

门诊案例

爱美的孕妈妈都为妊娠纹所苦恼，这位孕妈妈就是。

"之前听说长不长妊娠纹跟遗传有关，妈妈没有的话，自己也不会有。我妈妈身上就一点儿妊娠纹也没有，所以我觉得自己长妊娠纹的可能性不大。"她说。

"所以您在孕早期并没有专门护理，对吗？"我问。

"我只是觉得自己不太可能会长，想先观察观察再说，没想到前几天肚皮有点儿痒，今天就长出了一条条褐色的纹纹，感觉脏兮兮的，现在有什么办法消除吗？"

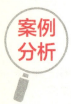
案例分析

"静观其变"，这是很多孕妈妈在怀孕初期和中期对妊娠纹的态度。有的孕妈妈不知道妊娠纹什么时候长出来，还有的孕妈妈抱着侥幸的心理认为自己不长妊娠纹。实际上，正是这些犹豫和迟疑，让孕妈妈错过了预防妊娠纹的大好时机。

妈妈问

妊娠纹只长在肚皮上吗?

医生答

妊娠纹是因皮肤弹性纤维不堪牵拉而损伤或断裂而形成的。除腹部之外,胸部、腿部、臀部都是容易长妊娠纹的地方,只不过孕妈妈腹部日益隆起,很难留意到其他部位。护理时,也自然将这些部位忽略。因此,在平时护理皮肤时,要坚持对这些部位的保养,对于难以触及的地方,可以让准爸爸来帮忙。

医生建议 5招预防妊娠纹

妊娠纹会在产后变浅,有的甚至和皮肤颜色相近,但很难消失,所以最好提前预防,使之尽量不长或减少和减轻。

控制好体重的增长

孕中晚期每个月体重增长不要超过 2 千克,不要在某一个时期暴增,使皮肤在短时间内承受太大压力,从而出现过多的妊娠纹。

用专业的托腹带

专业的托腹带能有效支撑腹部重力,减轻腹部皮肤的过度延展、拉伸,从而减少腹部妊娠纹。

按摩增加皮肤弹性

从怀孕初期就坚持在容易出现妊娠纹的部位进行按摩,增加皮肤弹性,按摩用油最好是无刺激的橄榄油或儿童油。

补充胶原蛋白和弹性蛋白

多吃一些富含胶原蛋白和弹性蛋白的食物,如猪皮、猪蹄、动物蹄筋和软骨等有助于增加皮肤弹性的食物。

使用预防妊娠纹的乳液

市面上有很多预防妊娠纹的乳液,也可以使用,但要注意咨询清楚,避免对胎宝宝造成伤害。

和缓按摩法,预防妊娠纹

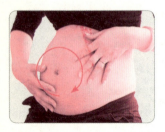
1. 把乳霜涂在手上,以顺时针方向画圆,边抹乳霜边按摩腹部。

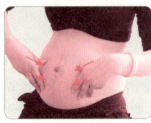
2. 用指尖掐住肚子,再放开,这样反复3次。

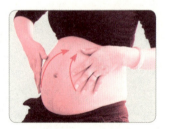
3. 两手自然地放在肚子上,从外部往上抚摸。

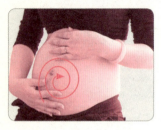
4. 以肚脐为中心,从外向内地画圆按摩。

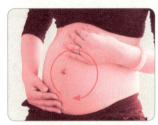
5. 手掌微微弯曲,以肚脐为中心画大圆,轻轻拍打。

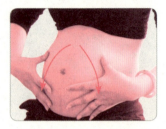
6. 张开两手包住腹部,从上到下地抚摸。

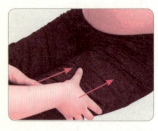
7. 两手抓住大腿,慢慢往上推。

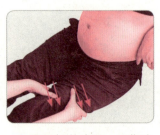
8. 两手抓住大腿,用指尖稍微用力按压。

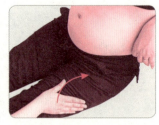
9. 贴上掌心以顺时针方向按,慢慢往上到臀部。

小结语

妊娠纹会变浅,但很难彻底消失。别存在侥幸心理,要从孕早期开始,果断地采取预防妊娠纹的措施,将妊娠纹对自身美丽的影响降到最低。

专题1 孕妈妈吃酱油，宝宝皮肤容易变黑吗？

门诊中还遇到过这样一些孕妈妈，声称怀孕期间不敢吃酱油，理由是酱油颜色黑黑的，吃了容易使宝宝皮肤变黑。因此，她们怀孕以来一直拒绝吃酱油，坚信这样就能生出白白嫩嫩的宝宝了。

宝宝皮肤黑与白，与孕妈妈吃酱油没关系

其实，孕妈妈是可以吃酱油的，而且这与宝宝皮肤颜色没有一丁点儿关系。饴糖加热熬成焦糖，与酱油调配后所显现的颜色，即为成品酱油的颜色。这种色素有深有浅，不会被血液吸收，更不可能通过胎盘输送进胎儿体内，自然不会对胎儿的皮肤产生任何影响。所以并不是人们所想象的，酱油吃多了，宝宝皮肤就容易变黑。

宝宝皮肤的颜色是由什么决定的

宝宝皮肤的颜色是有着种族遗传性的。父母皮肤都比较黑，绝对不会有白嫩肌肤的子女；如果一方白，一方黑，那么皮肤颜色会"平均"后给子女一个"中性"。皮肤的颜色主要由黑色素决定，黑色素多，皮肤就黑，反之就白一些。

如何调理胎宝宝的肤色

对于宝宝的肤色，虽然基因占主要因素，但也可以靠后天的饮食来调理。孕妈妈多吃苹果、番茄、胡萝卜这几种食物，能让宝宝皮肤更白嫩。

苹果

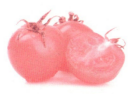
番茄

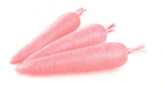
胡萝卜

专题2 工作间隙"小动作"，帮孕妈妈缓解不适

怀孕期间，孕妈妈背部下方及骨盆的肌肉会拉紧，长时间挺着腹部的负荷坐着工作，颈、肩、背和手腕、手肘酸痛的可能性要比平时大得多。所以，孕妈妈工作时不妨做做下面的一些"小动作"来缓解不适。

改善"腹荷"

将肩胛骨往背后方向下移，然后挺胸停留10秒，重复做两三次。

改善手腕痛及手肘痛

手掌合十，下沉手腕至感觉到前臂有伸展感，停留10秒，重复做两三次；接着把手指转而向下，把手腕提升到有伸展感为止，重复做两三次。

改善颈痛

颈部先挺直前望，然后弯向左边并将左耳尽量贴近肩膀；再把头慢慢挺直，向右边再做相同动作，重复做两三次。

改善肩痛

先挺腰，再把两肩往上耸以贴近耳朵，停留10秒，放松肩部，重复做两三次。

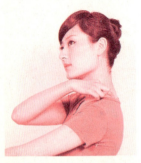

肩膀酸痛了，揉揉捏捏肩部，能有效放松自己。

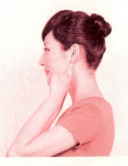

头感觉昏昏沉沉时，可以捏捏耳垂，能让头脑快速放松下来。

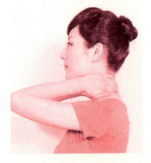

注视电脑过久，可以揉揉脖子，减少颈椎疼痛。

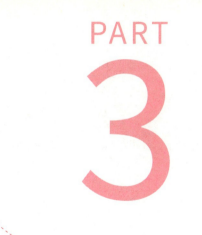

PART 3

扫除孕中期（孕4~7月）常见误区

前3个月过去了，到了孕中期，舒服多了！大多数孕妈妈的孕吐现象都没有了，食欲也有所增加了。

胎宝宝进入了快速发育期，需要更多的营养，所以为了胎宝宝的健康成长，孕妈妈该吃就吃，该喝就喝，该动就动，该检查也别耽误，全面提升身体素质，让胎宝宝更茁壮！

误区 补钙，与吃蔬菜没什么关系

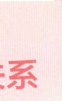

门诊案例

"补钙过多是不是影响食欲啊？不仅如此，我现在还有些便秘呢！"燕子问。

"补钙不宜过多，但不会导致便秘。最近饮食有什么变化吗？"

"我从小就缺钙，不想让宝宝也跟着我缺钙，所以现在牛奶及高钙食品吃得比较多，相应减少了蔬菜的摄入量……"

"蔬菜摄入减少会直接导致便秘，久而久之还会影响食欲，而且吃蔬菜与补钙同样是密不可分的。"

案例分析

关于补钙，不少孕妈妈只关注奶类、豆类及高钙食物，却很少注意蔬菜。她们想当然地认为，蔬菜里面只有一些膳食纤维和维生素，与补钙并无关系。其实，蔬菜不仅含有大量的钾、镁元素，可帮助维持酸碱平衡，减少钙质流失，本身还含有不少钙呢！蔬菜的钙含量多为50~180毫克/100克，如小油菜、小白菜、芹菜等。可以说，绿叶菜也是膳食补钙的重要来源。

因此，蔬菜在为人体提供膳食纤维、维生素的同时，还对钙质有补充和维持的作用。孕妈妈在关注牛奶及奶制品、豆类及豆制品、肉类补钙的同时，不能忽视对蔬菜的摄入。

妈妈问

喝骨头汤是不是特别补钙啊？

医生答

骨头汤其实不能补钙，骨头里面的钙不会轻易溶解出来。实验证明，用高压锅煮骨头两小时之后，骨髓里面的脂肪纷纷浮出水面，但汤里面的钙仍是微乎其微的。因此，单纯靠喝骨头汤绝对达不到补钙的目的。经检测证明，骨头汤里的钙含量极低，更缺少具有促进钙吸收的维生素D。如果非要用骨头汤补钙，那就加点儿醋，多多少少会溶出那么一点儿钙，但这种方法不值得推荐。

医生建议　孕中期钙摄入量增加到 1000 毫克

1　孕早期需要 800 毫克的钙

孕早期是胎宝宝细胞分裂和器官初步形成期，孕妈妈需要 800 毫克的钙，通过每天喝 250 毫升牛奶加上正常饮食，基本能满足孕妈妈每天对钙的需求，不需要额外补充钙剂。

2　孕中期需要 1000 毫克的钙

孕中期是胎宝宝快速发育期，孕妈妈要适当增加钙的摄入量，建议每天保证 1000 毫克即可，可以每天喝 250 毫升牛奶，再适量摄入豆制品、坚果等，必要时可用补充剂来补钙。此外，孕妈妈要经常享受日光浴，能促进身体对钙质的吸收。

胎宝宝骨骼、牙齿发育，钙需求量大增

到了孕中期，胎儿生长比较快，胎儿骨骼和牙齿等发育都需要钙的支持。因此，为了保证胎儿身长的正常增长，保持脊柱、四肢、头颅骨及牙齿的正常钙化，需要增加钙的摄入量。

补钙的同时不要忘记补维生素D

维生素D是一种脂溶性维生素。维生素D可以全面调节钙代谢，促进钙在小肠中的吸收，维持血中钙和磷的正常浓度，促使骨和软骨正常钙化。

维生素D主要来源于动物性食物，如肉、蛋、奶、深海鱼、鱼肝油等。维生素D的另外一个主要来源是晒太阳，上午9~10点和下午4~5点是晒太阳补维生素D的好时间段。

维生素D是维持高等动物生命所必需的营养素，是钙代谢最重要的生物调节因子之一。给胎宝宝补充维生素D，可以调节钙、磷代谢，预防骨骼钙化异常，促进牙齿萌出，预防先天性佝偻病。

补钙不宜过量

凡事过犹不及，补钙如果过量，也会对孕妈妈和胎宝宝造成危害。研究表明，孕期摄入过量的钙可能会对胎儿产生不利影响。补钙过多可能会导致机体对其他矿物质（如铁、磷、镁等）的吸收利用率降低。孕妈妈如果在服食钙片的同时，还在喝孕妇奶粉和牛奶，那就最好计算一下每天摄入的钙的总量，以将其控制在合理范围内。

适合孕妈妈的高钙食物有哪些

孕妈妈从食物中补钙以牛奶及奶制品为宜，虽然其含钙量不是最高的，但是其吸收率是最好的。另外，水产品中的虾皮、海带含钙量也较高。坚果、豆类及豆制品、绿叶蔬菜的含钙量也较高，它们都是补钙的良好来源。

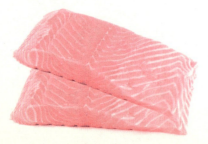

深海鱼

牛奶是钙的最佳来源

除了有乳糖不耐受症状的孕妇，其他孕妇都应该每天喝牛奶，因为牛奶中的钙含量较高，而且容易被人体吸收。此外，还可以多吃一些奶制品，如酸奶、奶酪等。

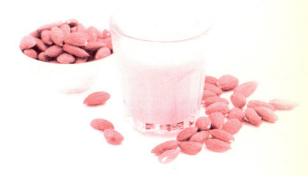

孕妈妈每天喝牛奶时，可以吃一小把坚果，这样营养更丰富，补钙效果也更好。

牛奶含乳糖，妊娠糖尿病患者要选低脂、脱脂奶

妊娠糖尿病患者每天可适量饮用牛奶。普通的牛奶含有一定的糖分，妊娠糖尿病患者不宜饮用过多。推荐孕妈妈喝低脂、脱脂奶，以利于控制体重，调节糖代谢。

乳糖不耐受的孕妈妈怎么补钙

一些人饮用牛奶之后会出现腹胀、腹痛、腹泻等症状，这些症状被称为"乳糖不耐症"。乳糖不耐受的孕妈妈可以用酸奶代替牛奶来补钙。

酸奶是在牛奶中加入一定量的乳酸菌发酵后制成的，发酵过程使得原奶中的部分乳糖被分解，蛋白质和脂肪也更有利于胃肠的消化吸收。所以，酸奶是乳糖不耐受人群的良好选择。

豆浆不能代替牛奶补钙

豆浆的含钙量远不及牛奶，所以孕妈妈不能用豆浆代替牛奶来补钙。豆浆更重要的作用是可以补充人体所需的其他营养物质，如大豆异黄酮、维生素D等，这些物质能够更好地促进钙的吸收。孕妈妈在保证每天摄入基础奶量不变的前提下，可以每天喝一些豆浆，但不能用豆浆代替牛奶来补钙。

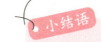

小结语

牛奶及奶制品、豆类及豆制品、瘦肉、鱼类等都是钙质的良好来源，同时，蔬菜也是钙质的一个重要来源，不能忽视。各类食物搭配，既能补钙，又可达到均衡营养的目的。

误区 31 没有妊娠糖尿病，可以不限制吃甜食

门诊案例

郭妍上次做糖耐量测试是在1个月前，当时糖耐量是在正常范围内的。这次检查显示，1小时后的数值高出正常范围，确认为妊娠糖尿病。

"好心情还没持续1个月，上次检查完，我以为自己这么健康，不会得这个病，没想到……"她一点儿也提不起精神，"上次检查完，护士提醒过，不要吃得太甜。可我只顾着高兴……"

"结果没太控制饮食吧？"我问道。

她停顿了一下，点头道："是没怎么控制，尤其是甜食。"

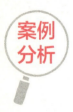

案例分析

妊娠糖尿病是指怀孕前未患糖尿病，而在怀孕时才出现高血糖的现象，发病率为10%～15%。妊娠糖尿病的出现与孕妈妈的饮食结构有很大的关系，营养过剩、高糖、高脂肪、高蛋白质的食物摄入过多，容易导致糖耐量受损。

甜食是含有大量蔗糖、葡萄糖的食品，如白糖、蜂蜜、巧克力、冰激凌、月饼、甜饮料等。吃了这些食品，糖分会很快被人体吸收，血糖陡然上升并持续一段时间（维持时间较短），造成血糖不稳定或波动，长期食用这些食物还会导致肥胖。因此，即使没有糖尿病，也应注意饮食，控制甜食的摄入量。

妈妈问

妊娠糖尿病患者的血糖在分娩后会恢复正常，就不需要控制饮食了吧？

医生答

产后血糖逐渐恢复正常，很多新妈妈索性再也不控制饮食了。同时，基于传统观念，坐月子期间一定要大补，于是开始"名正言顺"地大吃大喝。需要引起注意的是，妊娠糖尿病患者的产后血糖即使能恢复到正常，仍然是糖尿病的高危人群，不良的饮食习惯可能导致2型糖尿病的提前光临。因此，患有妊娠糖尿病的孕妈妈分娩后，依然要注意合理饮食、均衡营养，坚持良好的饮食习惯。

医生建议：少食多餐、适当加餐，避免血糖大幅度升高

为了避免成为"糖妈妈"，孕妈妈在控制总热量的同时，可采取少食多餐的方式，就是将每天应摄入的食物分成五六餐，特别应注意晚餐与第二天早餐的时间相隔别过长，所以睡前要吃一些点心。每日的饮食总量要控制好。

少食多餐、适当加餐，有利于胃肠道的消化吸收，可避免三餐后的血糖大幅度升高，还能有效预防低血糖的出现，又不会加重胰岛的负担。

如何加餐同样需要掌握技巧。一般来说，孕妈妈的加餐时间可选择上午9~10点、下午3~4点和晚上睡前1小时。加餐的食物可选择低糖水果（在血糖控制好的情况下可适当进食水果，但要控制用量）、低糖蔬菜（如黄瓜、番茄、生菜等）。

睡前加餐可以补充血液中的葡萄糖，避免发生夜间低血糖。加餐与否可根据个人的血糖控制情况而定，如果血糖水平较低或正常可适当加餐，如果血糖水平较高则没有必要加餐。睡前加餐可选牛奶、酸奶、花生等高蛋白食物。

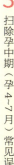

饮食清淡少盐

孕妈妈的饮食以清淡为佳，应遵循低盐、低油、低脂、低糖的原则，尽量以焯烫、清蒸、炖煮的方式取代油炸、红烧、糖醋、盐煎等烹饪方式。如果感觉饭菜没有味道，可以在做菜的时候滴一些柠檬汁，尤其是做凉拌菜的时候，这样做出来的菜会更爽口。

多吃富含膳食纤维的食物

在可摄入的总量范围内，多摄入高膳食纤维食物，如以糙米饭或五谷米饭取代白米饭，增加蔬菜的摄入量，多吃低糖新鲜水果，不喝饮料等，有助于平稳血糖。

吃水果，首选低糖的

吃水果的时候要更加谨慎，可以优先选择一些低糖水果，尤其是血糖生成指数（GI）低的水果，如苹果、樱桃、桃子等，这种水果往往含有较多的果酸；少吃或不吃高糖水果，如菠萝、香蕉、荔枝等。同时，控制水果的摄入量，每天以200~400克为宜。

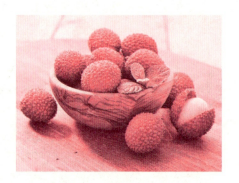

吃零食，要有节制

从饮食方式上说，不能无节制地吃零食，尤其是糖果、点心、冰激凌等甜食，因为过量的糖进入身体会导致血糖快速升高，并导致孕妈妈或胎宝宝肥胖，所以千万不要为了口腹之欲而随心所欲地吃。喜欢吃零食的孕妈妈可以每天吃一小把坚果或种子类食物，如核桃、杏仁等，它们中的不饱和脂肪酸可以减少对葡萄糖的过多吸收，有助于稳定血糖水平，还有助于胎宝宝大脑发育。

采用降低食物血糖生成指数的烹调方法

孕妈妈在日常饮食中,除了避免吃过甜的食物外,还要选择一些降低食物血糖生成指数(简称生糖指数)的烹调方法,这样能更好地控制血糖。

蔬菜等能不切就不切

一般薯类、蔬菜等不要切得太小或制成泥状。宁愿多嚼几下,让肠道多蠕动,对血糖控制有利。因为食物颗粒越小,食物血糖生成指数越高;相反,食物颗粒越大,食物血糖生成指数越低。

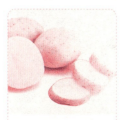
连皮煮的土豆
生糖指数:低

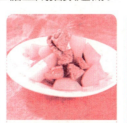
土豆块
生糖指数:中

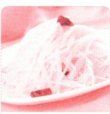
土豆丝
生糖指数:高

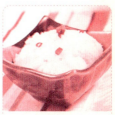
土豆泥
生糖指数:高

高、中、低血糖生成指数食物的搭配烹调

高、中血糖生成指数的食物与低血糖生成指数的食物一起烹调,可以制作中血糖生成指数的膳食。比如在做大米白饭的时候,加入一些燕麦等粗粮同煮,可降低米饭的血糖生成指数。

急火煮,少加水

食物的软硬、生熟、稀稠、颗粒大小对食物血糖生成指数都有影响。加工时间越长、温度越高、水分越多,糊化就越好,食物血糖生成指数也就越高。

烹调时加点儿醋或柠檬汁

食物经过发酵后产生的酸性物质可使整个膳食的食物血糖生成指数降低,在副食中加醋或柠檬汁是简便易行的方法。

小结语

没有妊娠糖尿病的孕妈妈也要注意控制饮食,尤其是甜食。已经成为"糖妈妈"的人,更要注意控制饮食,别让血糖大起大落。掌握一些降低食物血糖生成指数的烹调方法很有必要。

误区 22 节假日聚餐，食物不健康，坚决不能去

门诊案例

春节将至，门诊也热闹起来，大多是朋友聚会闹的。小玲做完检查，结果是食物过敏，旁边的老公有些闷闷不乐。

"大夫，我昨天跟朋友聚会，可我并没有吃什么过敏食物，怎么会过敏呢？"小玲问。

老公有些不满地说："怀孕了也不消停，非要参加聚会，还不止食物过敏呢，连腿都比以前肿得厉害了！以后各种聚会都不要参加了。"

小玲有些委屈，却也没有反驳。

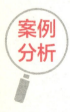

案例分析

由于孕激素的影响，怀孕后会变得容易过敏。在外吃饭时，遇到平时不常吃的食物要多注意，不吃或少吃。

在孕期，应尽量回避节假日应酬、赴宴，以免让节假日聚餐成为胎宝宝健康的"绊脚石"。但漫长的10个月，也不能似打草惊蛇一般，太过拘束，否则也会影响孕妈妈的情绪，继而影响胎教。孕中期胎儿发育比较稳定了，在掌握聚餐注意事项的情况下，身体状况良好的孕妈妈是可以适当参加聚会的。

妈妈问

孕期要怎样预防过敏？

医生答

1. 多吃富含维生素C的食物。维生素C具有抗组织胺的作用，而组织胺是诱发过敏的重要物质。

2. 远离容易过敏的食物，如螃蟹、鲍鱼、田螺等。

3. 谨慎选择异性蛋白类食物，如肉、肝、肾、蛋等，这些食物必须熟透再吃。

此外，平时要注意适当地做一些适合自己的运动，以改善体质，增强机体的免疫力；要养成早睡早起的好习惯，保证睡眠时间的充足，不要劳累过度。

孕妈妈聚餐记住3点，安心享受欢聚时光

不要饮食过量

跟别人一起吃饭通常会胃口大开，因为这时注意力并不在食物上，而是在交谈上。面前是一道接一道的美食，便在不知不觉中吃过了量。所以，在味觉上越是香甜松脆的油炸、烹煎食物越是要慎重对待。孕妈妈在饭局上一定要减少高脂肪类、高蛋白类食物的摄入，肉类和蔬菜类的比例以1∶3较合适。

提前吃饭时间

饭局能安排在中午的绝不安排在晚上，即使安排在晚上也要尽量把时间提前一些，以免和睡觉的时间间隔太短，导致大量能量的储积。

细嚼慢咽

吃东西犹如风卷残云般的人通常会在不知不觉中饮食过量，所以减慢吃饭速度可以避免进食过多。最好在赴宴前先喝一大杯温水，这样可以让自己有饱腹感。

节假日聚餐中西餐吃法有讲究

孕妈妈参加节假日聚餐、朋友聚会，应怎样吃才能保证自己和胎宝宝的健康呢？

中餐的吃法

中餐的种类甚多，各种大鱼大肉摆上饭桌，如何调配才能让食物既美味可口，同时又保证孕妈妈和胎宝宝的健康呢？

1. 要口味清淡，遵循低盐、低油、低脂、低糖的原则，尽量以焯烫、清蒸、炖煮的方式取代油炸、红烧、糖醋、盐煎等烹饪方式。

2. 可多选用低脂鱼类、瘦肉类、鸡蛋、豆制品等作为蛋白质的来源。

3. 要遵循营养均衡摄取原则，适量摄取六大类食物，包括五谷根茎类、奶类、蛋豆鱼肉类、蔬菜类、水果类、油脂类等。节假日里吃饭的时间可能不像平常那样准时准点，这对孕妈妈肚子里的胎宝宝的健康发育其实很不利。在节假日，孕妈妈应规律饮食，像平常一样按时吃好一日三餐。

吃饭后，孕妈妈可找一个安静角落，与知心好友聊聊天，增进情感交流，有助于安胎；尽量回避哄闹场面，以免情绪大起大落。

西餐的吃法

怀孕后，孕妈妈身体免疫力有所下降，一些细菌和寄生虫可能潜藏在一些未经恰当方式烹饪的食物中，从而影响胎宝宝的健康，孕妈妈却毫无察觉。因此，孕妈妈吃西餐时应避免由食物带来的不必要的感染。

餐品	注意事项
饮料	西餐一般用红葡萄酒、白葡萄酒来配餐，孕妈妈可用一些专门盛酒的高脚杯饮水，以水代酒，和宾客一起祝酒
主食	以烤牛肉为例，如果西餐中有烤牛肉，要确保牛肉是彻底烤熟的
沙拉	孕妈妈吃沙拉的时候，要注意沙拉汁里是否有生鸡蛋，避免吃那些未经过专门杀菌消毒，直接用生鸡蛋调制的沙拉
奶酪	一些由生牛奶制成的奶酪可能携带李氏杆菌，要尽量选择一些经过深加工的硬奶酪
快餐	如热狗，含有较多的硝酸盐、脂肪和钠，孕妈妈以少吃为宜。汉堡中常夹有各种肉类，孕妈妈一定要留意这些肉是否彻底熟透
烤鱼	一些鱼类会受到有毒物质的侵害，如汞污染，因此孕妈妈吃烤鱼时也要注意

小结语

不要一听到聚餐就避之不及，孕早、晚期要避开，孕中期是可以适当参加的，但要把好食物的"进口"关。此外，聚餐的目的是多与朋友交流沟通，有助于调节孕期情绪，若是以"吃""闹"为主，孕妈妈还是不折腾为上。

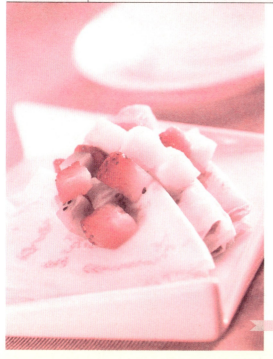

吃西餐时，口感清新、温和、软嫩的食物为首选，略带有不同颜色果蔬者更佳。

误区 粗粮更健康，吃超市的粗粮食品就好了

门诊案例

紫怡为便秘的事苦恼，下班后特意来门诊一趟。

"大夫，上次您让我多吃粗粮，我吃了一个多月了，可便秘的症状还是没有缓解。"紫怡疑惑地看着我。

"这个要根据个人体质。对了，您烹调的时候是不是粗粮细做了，粗粮做得太过精细，膳食纤维、蛋白质等营养损失较大，跟细粮就没什么差别了。"我以为她烹调方式有问题。

"我没细做啊，像全麦面包、全麦馒头、粗粮面条、八宝粥等，从超市买来后，都是简单加热、煮熟后就吃了，谈不上什么营养损失。"

案例分析

很多孕妈妈因忙于工作，没那么多时间做粗粮吃，就会去超市买些"粗粮食品"，如全麦饼干、粗粮面条等。实际上，这些食品很少是纯粗粮制品，多半是粗粮细做，其中还加入了精米白面、牛奶、鸡蛋等材料，膳食纤维含量远远低于天然粗粮。

同时，为了改善口感，商家往往加入黄油、动物油等油脂，不仅让膳食纤维吸油后变软，而且使粗粮食品不那么健康了。

妈妈问

每个孕妈妈都适合吃粗粮吗?

医生答

基本上每个孕妈妈都适合多吃粗粮,但要结合自身的体质来选择种类。比如,肠胃功能较弱的孕妈妈可以用小米、大黄米和糙米煮粥吃,比较容易消化;血糖、血脂较高或肥胖的孕妈妈适合吃燕麦和豆类;贫血的孕妈妈适合吃小米和黑米,有利于补铁。

医生建议：天然五谷豆类,粗细混搭,每天至少吃4种

可以每天晚上把各种粗粮洗净泡在水中,放在冰箱里,第二天晚上回来放进电高压锅里煮,只需20分钟就能煮好一锅沙软好吃的粗粮粥了。膳食纤维相对稳定,不会因为磨粉、加热就分解,矿物质也不会损失。也可以把粗粮磨成粉,这样更方便食用。上班的孕妈妈可以在早上上班前,用热水冲粗粮粉喝,再加点儿芝麻粉、红糖调味,既美味又营养。

注意每天种类搭配,避免粗粮过于单一。

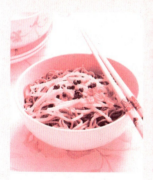

一种面

玉米面、小麦面、荞麦面、燕麦面、豆面等,任选其中一种食用,如荞麦面条、玉米面饼等。

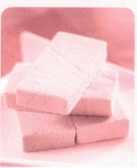

一种豆

孕妈妈可选择红豆、黑豆、青豆、绿豆等其中一种食用,如红豆粥、绿豆糕等。

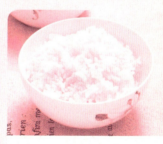

两种米

孕妈妈可在小米、黑米、大米、高粱米、糯米等米类中选择其中两种食用,如小米粥、黑米粥等。也可以粗细粮搭配吃,如燕麦和大米做成的米饭、红豆与大米熬的粥等。

粗杂粮是值得亲近的主食

玉米、糙米、荞麦、燕麦、红豆、绿豆等粗杂粮,不仅能提供碳水化合物,而且能提供膳食纤维、矿物质。孕妈妈进食这类粗杂粮后,血糖不会急速升高,还能有效预防慢性病,这类主食是该多亲近的。

精制米面要适当减少

精制米面食物有白面包、白米饭、白馒头等。精制谷物经过层层研磨,矿物质、维生素、膳食纤维等有益营养素已损失大部分了。当吃下这些食物后,孕妈妈容易便秘且易使血糖升高。

一般来说,孕妈妈长期单一食用精制米面,发胖的风险非常大。

粗粮可蒸可煮,还能炖

粗粮最健康的做法是蒸,可以把谷物和杂豆按照3:1或2:1的比例混合,浸泡一整夜,然后放到锅里蒸10~20分钟。蒸好的粗粮与大米混合煮成饭,也可以放些枸杞、核桃熬成粥。

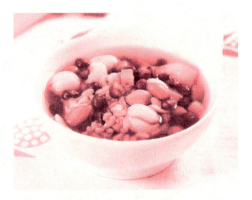

核桃百合杂粮粥。这款杂粮粥里有谷物、豆类、薯类和坚果,营养全面,富含膳食纤维、B族维生素和适量的不饱和脂肪酸,尤其适合便秘、睡眠质量不佳的孕妈妈。

还可以把粗粮当菜吃。比如,夏天炖排骨时放点儿绿豆,清爽又美味;炖鱼汤、排骨汤可放些黑豆、红豆等,增加风味和营养。

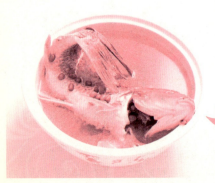

红豆鲤鱼汤。这款汤可预防妊娠糖尿病,缓解水肿,还能润肠通便。

吃粗粮也要控制量

建议孕妈妈每日的粗粮摄入量为50~100克，占全天主食总量的1/3，甚至一半。如果食物全都是粗粮的话，粗粮摄入量就属于过多了。如果孕妈妈长期以粗粮为主，会增加胃肠道的负担，并影响蛋白质和一些微量元素的吸收，时间长了容易造成营养不良，影响胎宝宝发育。因此，粗粮虽好，也要控制摄入量。

肠胃功能不太好的孕妈妈也不可以一下子吃太多粗粮，否则容易出现肠胃不适的症状。建议从少量开始，慢慢减少细粮的摄入量。

吃粗粮易胀气怎么办

有些孕妈妈认为吃粗粮容易胀气。实际上，吃粗粮更有益肠胃蠕动。通常情况下，在饮食中刚加入粗粮时容易发生胀气，原因是粗粮富含膳食纤维，一些习惯吃细粮的孕妈妈则容易出现胀气不适。

因此，增加粗粮应循序渐进，逐渐加量，增加速度不宜过快，一次不宜吃太多。此外，吃粗粮后应多喝水，可促进肠胃蠕动，帮助消化。

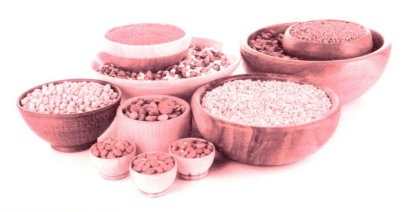

粗粮不仅可提供膳食纤维、蛋白质及大量的维生素和微量元素等重要营养素，而且能增强饱腹感，防止暴饮暴食，经常食用有助于避免孕期肥胖。

小结语

不要被超市的粗粮宣传广告所误导，粗粮食品≠天然粗粮。天然粗粮有独特的香味，不必经过精细、复杂的烹调方式，不用添加调料，蒸煮熟透即可。主食增加粗粮也要循序渐进。

误区 34 孕期补充膳食纤维，越多越好

"富含膳食纤维的食物，吃得越多越好，减肥、排毒、抗癌、养生……好多人都这么说，可是我吃了很多，反而有些腹胀，肚子整天咕噜咕噜的，胎儿会不会有什么影响？"这位女士不停地说。

我先宽慰了她几句，接着说道："膳食纤维适量摄入才对身体有益，不能相信社会上流传的夸张广告词而大吃特吃，否则对自己和胎儿都不利。"

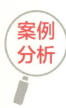

关于膳食纤维的摄入量，每位孕妈妈应当根据自己的具体情况来定，若摄入过多，会加速肠蠕动，缩短食物在体内停留的时间，这样可能造成大量的营养物质来不及被身体吸收就排出体外，不利于孕妈妈和胎儿的营养补充。此外，过多摄入膳食纤维还容易引发腹胀，造成营养不良等。

妈妈问

口感越粗糙的食物膳食纤维含量越高吗?

医生答

膳食纤维根据水溶性的不同分为可溶性和不可溶性两种。不可溶性纤维主要存在于谷类、豆类、坚果类食物中,如谷物的麸皮、全谷粒、干豆等,这些食物吃起来口感粗糙。但是,一些口感细腻的食物也富含膳食纤维,如胡萝卜、柑橘、绿色蔬菜、魔芋、海带等,尤其是橙子、橘子等柑橘类水果中含量较多,只不过这些食物所含有的膳食纤维属于可溶性的,所以吃起来不会有粗糙感。

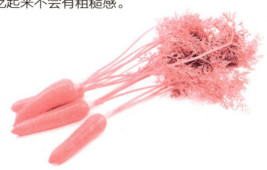

 医生建议:孕妈妈每天需要 25 克膳食纤维

任何一种营养素的健康作用都是以适量为前提的。关于膳食纤维的摄入标准,建议孕妈妈每天摄入 25 克左右的膳食纤维。

一日膳食纤维摄入量举例

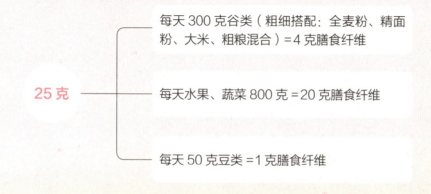

25 克
- 每天 300 克谷类(粗细搭配:全麦粉、精面粉、大米、粗粮混合)=4 克膳食纤维
- 每天水果、蔬菜 800 克 =20 克膳食纤维
- 每天 50 克豆类 =1 克膳食纤维

膳食纤维，预防孕期肥胖、便秘、妊娠糖尿病的能手

膳食纤维其实属于碳水化合物的一种，但营养学上通常将其单独介绍，称其为"第七大营养素"。它曾被认为是食物中的"废料"，但后来发现它对人体正常的生理代谢是必不可少的，而且对预防孕期肥胖、便秘、妊娠糖尿病等都有好处。

肥胖
膳食纤维能增加饱腹感，减少热量摄入，有助于控制体重。

妊娠糖尿病
膳食纤维能延缓餐后血糖升高，提高胰岛素敏感性，平稳血糖。

便秘
膳食纤维可促进肠道蠕动，调节肠道菌群，软化粪便，改善便秘。

经常吃点儿红薯、山药等薯类

红薯、芋头、山药、土豆等薯类食物含有丰富的B族维生素、维生素C等，且膳食纤维的含量也比较高，孕妈妈可以经常吃点儿薯类食物，在补充多种营养的同时，还可促进胃肠蠕动、控制体重、预防便秘。孕妈妈每次摄入薯类的量宜在50~100克，并适当减少主食的摄入量，最好采用蒸、煮、烤的方式，这样营养素损失少。

补充膳食纤维的同时一定要多喝水

孕妈妈在食用富含膳食纤维的食物后，一定要多喝水，孕期宜每天至少喝1500毫升的温水，这样才能发挥膳食纤维的功效。因为膳食纤维会吸收肠道内的水分，如果肠道内缺水就会导致肠道堵塞，严重时出现其他肠道疾病。特别是有便秘症状的孕妈妈，补充膳食纤维的同时更需多喝水，否则便秘症状有可能加剧。

每周吃一两次菌藻类食物

海藻、菌菇类食物中的膳食纤维含量较高，如海带、木耳、香菇等，孕妈妈以周为单位，可以每周吃一两次。

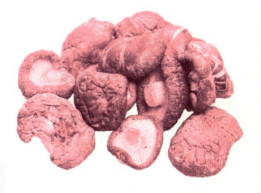

每100克干香菇中膳食纤维含量达21克。

膳食纤维好处多多，但达不到神乎其神的地步，过多摄入容易使孕妈妈引起腹胀，并影响胎宝宝对营养物质的吸收。

误区 35 没有任何症状，不会得妊高征

门诊案例

这时母女前天来院检查，今天又来了。在我时面坐下后，女儿一直低着头，母亲深吸一口气，似乎压着些微的怒气说道："大夫，您看，我们一直来这儿咨询、做检查，说明很相信你们……可你们做事情怎么这么不认真？"

我微笑着说道："您对我们信任我很感激，可我们一直秉持着对患者认真负责的原则，您遇到什么状况了吗？"

"我女儿怀孕以来一直都好好的，没什么不良症状，可前天来检查，居然有高血压，你们是不是弄错了？"

案例分析

妊娠高血压综合征简称妊高征，多出现在孕20周以后，大约9%的孕妈妈会患上妊高征。孕妈妈患病初期是没有任何自觉症状的，当出现了头晕、头痛、眼花、双腿水肿不退等症状时，病情往往已发展到中度以上了。

此外，无论孕前血压如何，孕妈妈在怀孕后都有可能出现高血压。不要以为孕前血压正常，孕后就不用预防妊高征了。

妈妈问

一旦得了妊高征，就要卧床休息吗？

医生答

轻度的体力活动对妊高征的治疗有利，如散步、孕妈妈体操，能缓解紧张和压力，控制体重，并调节植物神经功能，促进血管扩张。如果整天躺在床上不动，会使体重猛增，反而不利于控制病情。当然，一些剧烈的运动，如律动操、快跑、负重等，会使血压升高，患妊高征的孕妈妈应尽量避免。

孕妈妈的应对策略

注意休息

规律的作息、足够的睡眠、保持心情愉快，这对预防妊高征有着重要作用。

注意血压和体重变化

平时注意血压和体重变化。可每日测量血压并做记录，如有不正常情况，应及时就医。

生活环境宜清静且欢乐

清静的生活环境，主要是指没有噪声污染，并不是说环境越安静越好。如果人长期处于特别寂静的环境中（小于10分贝），能使人脑神经迟钝，产生孤独感，在心理上引起不良反应，对孕妈妈也不利。因此，在非常寂静的环境中，应放放轻音乐，创造一个适当清静且快乐的环境，才有利于孕妈妈平稳血压。

坚持体育锻炼

散步、太极拳、孕妇瑜伽等运动可使全身肌肉放松，促进血压平稳。

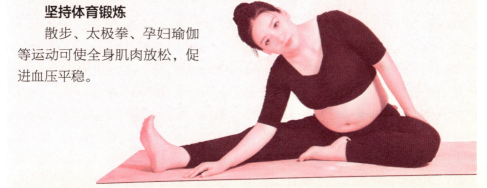

孕20周以后应密切监测血压变化

孕20周是监测血压的关键时期。孕妈妈在孕20周以前出现的高血压多是原发性高血压；如果孕20周以前血压正常，孕20周以后出现高血压，并伴有蛋白尿及水肿，称为妊高征。

孕期的血压多少是正常的

医生或护士会在每次产检时用血压计测量并记录血压。目前，不少医院使用电子血压计。血压计会显示两个读数：一个是收缩压，是在心脏跳动时记录的读数；另一个是舒张压，是在两次心跳之间"休息"时记录的读数。因此，血压是由两个数字组成的，如130/90毫米汞柱。医生比较感兴趣的是舒张压的读数，就是第二个比较小的数字。总地来说，健康年轻女性的平均血压范围是100/70~120/80毫米汞柱。如果孕妈妈的血压在一周之内至少有两次高于140/90毫米汞柱，而平常的血压都很正常，那么医生会多次测量血压，检查孕妈妈是否患上妊高征。

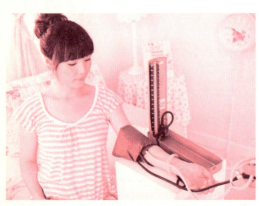

孕妈妈在测血压前，先安静坐片刻，平复情绪，这样可以提高准确性。

血压会在孕中期下降，最后几周恢复正常

到了孕中期，血压往往会下降，这是因为孕期激素——孕酮能够使血管壁松弛。较低的血压会使一些孕妈妈在站立过久或快速站起来时觉得头晕，这个时期的动作最好缓慢进行。在怀孕的最后几周，血压会恢复到正常水平。

单一的高读数，别紧张，再测一次

一般来说，对一位孕妈妈来说比较正常的数据，可能对另一位孕妈妈来说就不正常。所以，不要跟别人比较测量结果。医生或护士定期测量血压，就是为了建立一个对孕妈妈来说正常的图示，这是很重要的。因为单一的高读数可能证明不了什么，也许孕妈妈只是压力过大或来医院的路上走得太急。如果医生或护士怀疑孕妈妈的血压升高了，会让其休息10~15分钟再测一次，方便确认。

连续几次测量血压居高不下，要引起重视

当孕妈妈的血压读数高于其正常水平，并且连续几次居高不下时，就会引起医生的关注。如果孕妈妈的血压开始升高了，那么其尿常规检查结果对接下来的诊断至关重要。

如果孕妈妈的尿液中有蛋白质，其可能处于子痫前期的早期阶段，那么就需要更频繁地做产检了。

怎样预防妊高征

1. 定期检查，测血压，查尿蛋白，测体重。
2. 保证足够的休息，保持好心情。
3. 控制体重，确保体重合理增长。孕期体重增长过快会增加妊高征发病率。
4. 饮食不要过咸，保证蛋白质和维生素的摄入。
5. 及时纠正异常情况，血压偏高时要在医生指导下服药。
6. 曾患有肾炎、高血压等疾病及上次怀孕有过妊高征的孕妈妈，要重点监护。

小结语

密切监测血压变化，以便及早发现，及早治疗。别存在侥幸心理，别以为孕前血压正常就可以高枕无忧。养成良好的作息习惯，坚持适度运动，能有效预防和控制妊高征。

误区 36 唐筛高危，胎儿一定有问题

我刚进来，便看见坐在墙角椅子上捂脸哭泣的佳佳和蹲在旁边的小张。

见我进门，小张立刻将手里的单子递给我："佳佳的唐筛报告单，您给解释一下吧！"

说完，她将佳佳扶过来，在我对面坐下。

"拿到唐筛结果，想死的心都有了……我的宝宝怎么会有问题……"佳佳哭个不停。

"佳佳，先喝点儿水吧！这个结果不是你想的那么糟糕。"我安慰道。

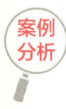

唐氏筛查（简称唐筛）是根据母血指标来推测胎儿情况的，是一项计算胎儿患唐氏综合征可能性的检查，其结果不是最终诊断，仅仅是风险系数。母血中的生化指标会受到很多因素干扰，这些因素使得唐筛的结果不可能很精确，所以唐筛结果为高危的孕妈妈并不一定会生出唐氏儿。不过，唐筛结果为中度风险和低风险的孕妈妈也不一定不会生出唐氏儿，只是其先天愚型发生概率更低。

从筛查数据看，大多数唐氏儿是在唐筛结果为高风险的孕妇中诊断出来的。如果唐筛结果为高危，高风险孕妇还需要做羊水穿刺，以确认胎儿是否是唐氏儿。

妈妈问

既然做不到很精确，为什么还一定要做唐筛？

医生答

尽管唐筛结果不能十分精确地判断胎宝宝是否是唐氏儿，但从全国考虑，这是判断胎宝宝是否愚型的最经济、简便的方法。

唐氏综合征是染色体异常导致的一种疾病，可造成宝宝身体发育畸形，运动、语言等能力发育迟缓，智力严重障碍，多数伴有各种复杂的疾病，如心脏病、传染病、弱视、弱听等，且生活不能自理。

一般35岁以下的孕妈妈做唐筛的最佳检测时间是孕15～20周，35岁（指分娩时达到35岁）或35岁以上的高龄产妇及其他有异常分娩史的孕妈妈要咨询产科医生，了解羊水穿刺（又称羊膜腔穿刺）等产前诊断。羊水穿刺即羊水穿刺术检查，这是最常用的侵袭性产前诊断技术。唐筛结果为高风险的比例不高，孕妈妈不必过于担心。

 医生建议　唐筛高风险需进一步检查

唐筛与诊断不同，不具有重复性，因此不建议唐筛高风险的孕妇重复进行筛查检测，要想知道胎儿是否真的患有该病，应当进行产前诊断。目前常用于诊断胎儿染色体异常的方法为羊水穿刺。和筛查一样，进行产前诊断是完全自愿的。但是，如果孕妈妈的筛查结果为高风险而不做进一步诊断，医生将无法判断胎儿是否患病。

 好孕提醒　唐筛最好在什么时候做

唐筛在孕15～20周+6天（孕20周零6天）进行，只有在准确的孕周进行检查才能起到筛查的作用。考虑到后续的进一步检查（如无创基因筛查、羊水穿刺等产前诊断），建议在孕15～16周做唐筛。

不费时、不费事做唐筛，需要做这些准备

准备好详细的个人资料

在做唐筛时，孕妈妈需要提供较为详细的个人资料，包括出生年月、末次月经、体重、准确孕周、是否患胰岛素依赖性糖尿病、是否双胎、是否吸烟、是否有异常妊娠史等。由于筛查的风险率统计数据需要根据上述因素做一定的校正，因此在抽血之前填写化验单的工作十分重要。

提前预约时间

做唐筛只需抽取孕妈妈的外周血，但唐筛与月经周期、体重、身高、准确孕周、胎龄大小都有关。一般来说，孕15～20周为唐筛的最佳时期，孕妈妈不要忘记和自己的产检医生约好检查时间。

饮食建议

做唐筛时不需要空腹，但要少吃油腻食物，也少吃些水果。

半分钟掌握唐筛流程

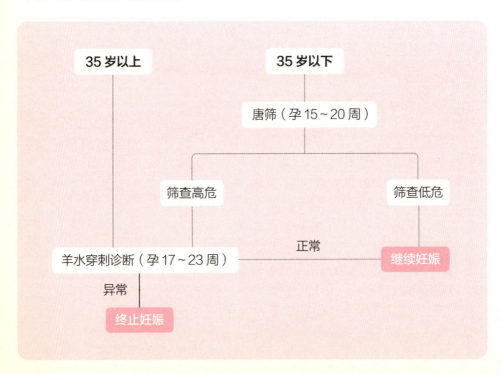

第一次唐筛结果不好,能换家医院再做一次吗

唐筛是通过测孕妈妈血里的激素,同时结合孕周、体重等后用公式算出结果的,所以结果往往受到很多因素干扰。比如,孕周早算或晚算1周、孕期吃过影响激素的药(保胎药等)都会严重影响唐筛结果。即使同一位孕妈妈在同一天去不同医院做唐筛,结果也可能不相同,因为不同的医院有不同的计算方法和指标。

唐筛做一次就可以了,如果真想要准确结果,只有有创性产前诊断的结果相对稳定。因为羊水穿刺检查的是胎儿脱落细胞,这些硬指标是不会改变的。

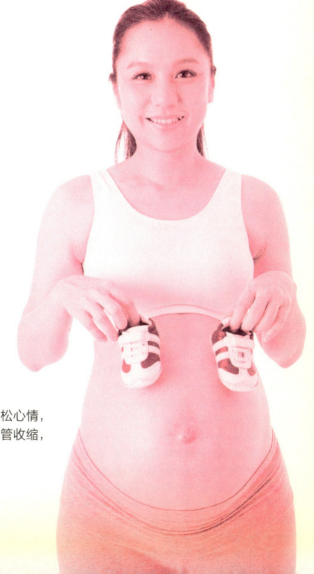

孕妈妈在抽血时,要放松心情,过度紧张可能会导致血管收缩,造成采血困难。

唐筛报告单解读

● MoM（Multiple of Media）表示中位数倍数，也就是与相同孕周孕妈妈数值的中位数相比，测量值是中位数的倍数。

血清学产前筛查报告单

姓名：	出生日期：	预产年龄：
胎儿数： 1	末次月经：	孕周计算基于： CRL
送检单位：	门诊卡号：	

样本信息

样本编号： 29954	采样日期：
体重： 72 kg	采样时孕周： 16周5天
B超日期：	B超孕周： 12周0天
CRL： 53 mm	BPD：

样本测试项目：

标记物	结果	单位	校正MoM
AFP	24.93	U/mL	0.91
HCGb	13.18	ng/mL	1.04
uE3	3.31	nmol/L	0.74

风险计算项目

筛查项目： 21-三体综合征
筛查结果： 低风险
风险值： 1：1500   年龄风险： 1：510
风险截断值： 1：270

筛查项目： 18-三体综合征
筛查结果： 低风险
风险值： 1：40000   年龄风险： 1：4600
风险截断值： 1：350

筛查项目： NTD
筛查结果： 低风险
风险值：
风险截断值： AFP=2.5MoM

AFP

甲胎蛋白是女性怀孕后胚胎干细胞产生的一种特殊蛋白。如果胎宝宝是无脑儿，患开放性脊柱裂，孕妈妈血中的 AFP 含量会超出正常值。这种物质在孕 6 周就出现了，随着胎龄增长，孕妈妈血中的 AFP 含量越来越多。宝宝出生后，妈妈血中的 AFP 含量会逐渐下降至孕前水平。

HCG

该指标反映人绒毛膜促性腺激素的浓度。医生会将这些数据连同孕妈妈的年龄、体重及孕周等，通过计算得出胎宝宝患唐氏综合征的风险率。

21- 三体综合征

风险截断值为 1：270。此报告单的孕妈妈此项检查结果为 1：1500，远低于风险截断值，表明胎宝宝患唐氏综合征的概率很低。

18- 三体综合征

风险截断值为 1：350。此报告单的孕妈妈此项检查结果为 1：40000，远低于风险截断值，表明胎宝宝患唐氏综合征的概率很低。

筛查结果

"低风险"表明低危险，"高风险"表明高危险。即使筛查结果为高风险，孕妈妈也不必惊慌，因为高风险人群也不一定都会生出唐氏患儿，还需要进行羊水细胞染色体核型分析来确诊。

小结语

由于唐筛高危的胎儿先天愚型的发生概率较高，通常需要做羊水染色体或脐血染色体检查以确诊。大约 90% 的孕妈妈经羊水染色体检查后确诊胎宝宝为正常胎儿。所以，唐筛高危不能确定胎宝宝就有问题，只是提示孕妈妈需要做进一步检查。

误区 37 羊水穿刺不安全，容易导致流产

由于唐筛高危，我建议佳佳做羊水穿刺，再次评估风险性，但她并没有按约定时间来医院。我只好打电话过去。

"那个……羊水穿刺啊，我想再考虑考虑……"佳佳支支吾吾。

"是不是有什么顾虑？有什么想法都可以跟我说说。"我说。

"大夫，我知道您是为我好，可是我听朋友说羊水穿刺很危险，家人也担心我做了会流产……"

虽然羊水穿刺是侵入性的检查，但穿刺过程全部由B超监控，对胎儿不会造成伤害。这项检查只会稍微提高流产概率，约为0.3%，并不是做了羊水穿刺就很容易导致流产。怀孕4个月时，羊水量至少会有400毫升以上，而羊水穿刺时只抽走20毫升左右，胎儿之后又会再制造，所以有危险的概率非常低。

妈妈问

羊水穿刺到底是怎么回事？

医生答

在不伴有结构异常的情况下，通过B超检查不出胎儿染色体异常的情况。胎儿染色体疾病主要通过羊水穿刺获取胎儿细胞，然后进行胎儿染色体核型分析才能诊断。对于一些属于基因突变或先天性基因方面的异常导致的遗传病，可能就要进行一些特殊的针对这种基因型的检测。

这些孕妈妈需要做羊水穿刺

并不是所有孕妈妈都需要进行这项检查，如果有以下一种情况，请考虑做相应检查。

- 预产年龄超过35岁（含35岁）的高龄孕妈妈。
- 唐筛未过的孕妈妈。
- 产前筛查胎儿染色体异常高风险的孕妈妈。
- 曾生育过染色体病患儿的孕妈妈。
- 产前B超检查怀疑胎儿可能有染色体异常的孕妈妈。
- 夫妇一方为染色体异常携带者。
- 孕妈妈曾生育过单基因病患儿或先天性代谢病患儿。
- 医生认为有必要进行的其他情形。

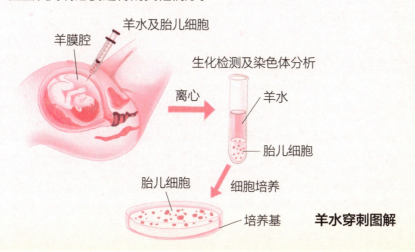

羊水穿刺图解

羊水穿刺需要去几次医院

第一次：了解日
了解孕期情况
签署知情同意书
预约穿刺日期并缴费

第二次：穿刺前一日
抽血查血常规

第三次：穿刺日
完成穿刺的过程
预约随诊日期

第四次：随诊日
取穿刺报告
遗传咨询

羊水穿刺当天要做什么

1. 穿刺当天带齐所有的化验单，特别是一周之内的血常规结果。
2. 带上之前预约的门诊号及化验条码、就诊卡。
3. 争取准时到护士台报到，量体温。
4. 主诊医生会核对化验单及体温，如体温过高，有感染可能，则当日不能做羊水穿刺，需等到体温正常再做。
5. 穿刺当天务必吃早饭，需有家属陪伴来医院。
6. 穿刺前解小便。

做完羊水穿刺后需要注意什么

做完羊水穿刺后，休息观察半小时无不良症状再离开医院。当天不要洗澡，在扎针的地方可能会有一点点痛，也有人可能会有一点点阴道出血或分泌物增加现象。不过，只要稍微休息几天，这些症状就会消失，不需要服用任何药物。但要注意，如果腹痛明显或发热，就要赶快就医。

也可以选择做无创 DNA 产前检测

无创 DNA 产前检测是通过采集孕妈妈外周血 10 毫升，从血液中提取游离 DNA（包含孕妈妈 DNA 和胎宝宝 DNA）来分析胎宝宝的染色体情况，更加安全。无创 DNA 产前检测的检查准确率可达 92%～99%，可避免出现手术并发症，如出血、感染流产等。

无创 DNA 产前检测技术未来可作为广泛、普遍采用的检测技术，提高健康婴儿的出生比例，目前适用于如先兆流产、胎盘前置、羊水过少、乙肝病毒携带者、珍贵儿等身体不适宜或心理上排斥进行有创产前诊断的孕妈妈们。这种技术的取样方法比较简单，不需要长时间预约和排队。

无创 DNA 产前检测代替不了羊水穿刺

无创 DNA 产前检测现在还代替不了羊水穿刺。虽然无创 DNA 产前检测的准确率高达 99%，但它也只是一种筛查手段，如果筛查结果是阳性，最终还是要通过羊水穿刺检查来确诊。

此外，目前无创 DNA 产前检测所筛查的染色体只有 3 种，胎儿其他方面的染色体问题，很可能通过此项检查筛查不出来。而羊水穿刺检查不仅仅能确诊上述 3 种染色体异常问题，如果影像学检查怀疑胎儿有微缺失微重复综合征或其他染色体异常的可能，孕妇有染色体异常患儿分娩史，夫妻一方有明确的染色体异常问题等，都能通过羊水穿刺进行相关方面的检查和诊断。

做羊水穿刺并不会给孕妈妈和胎宝宝带来危险，也不容易导致流产。孕妈妈要走出这个误区，用平常心来对待羊水穿刺，不要过于紧张，以免检查不能顺利进行，甚至错过检查时机。

误区 38　B超大排畸能查出胎儿的所有畸形

门诊案例

王女士按照常规的产检流程，完成了B超大排畸及其他相应孕周的各项检查，怀着喜悦的心情顺利诞下一子。遗憾的是，医生发现宝宝一侧耳廓小且耳道闭锁，这一晴天霹雳使喜上眉梢的一家陷入了极度的痛苦之中。一家人总是在问：耳朵不就在头两侧吗，B超怎么会检查不出呢？这件事情让超声医生也十分无奈。

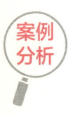

案例分析

B超大排畸只能筛查重大的结构缺陷。有些孕妈妈在做B超的时候，胎宝宝的肢体被遮挡，导致其无法完全看清楚，再加上胎位、羊水、机器等因素的影响，这些被遮挡部位的畸形很可能发现不了；而且就算排除了这些因素，也还有一些畸形是B超检测不出来的，例如，新生儿的耳聋、白内障、外耳畸形等就无法检测出来。

胎儿在子宫内往往是侧躺的，一侧耳廓紧贴母体子宫宫壁或胎盘，往往难以显示。虽然耳廓偶尔可以显示，但耳廓的畸形包括很多内容，如耳道的有无及听力的有无等，这些都是我们目前B超检查无法观察的内容。

妈妈问

B超大排畸能看清什么？

医生答

B超大排畸是通过彩超了解胎宝宝组织器官的发育情况，主要排除先天性心脏病、兔唇、多趾、脊柱裂、无脑儿等重大畸形。B超大排畸一般在孕20～24周做，因为这个时候，胎宝宝在子宫内的活动空间比较大，图像显影也比较清楚。做早了，胎宝宝结构发育不完全，看不清；做晚了，胎宝宝都长大了，有些结构的发育情况就错过了最佳观察期。

医生建议：做B超大排畸的时候要把胎宝宝叫醒

B超大排畸是对胎宝宝头部、脸部、躯干、骨骼等方面进行全面的检查，所以胎宝宝最好处于活动的状态，这样便于检查。但有时候胎宝宝并不配合，要么趴着不动，要么就不停地吃着大拇指，看不到嘴唇……很多孕妈妈因为胎宝宝的不配合，需要反复做B超。一般在胎宝宝睡着的时候，孕妈妈最好动一动，轻拍肚子叫醒胎宝宝，或者做一些安全的小运动，实在不行也可以吃点儿东西将胎宝宝弄醒。

好孕提醒：B超大排畸选二维、三维还是四维

二维彩超、三维彩超、四维彩超的检查结果是一样的，B超大排畸检查不一定要用四维彩超。四维彩超就是能看到宝宝的立体图像，有的准爸妈会把四维图像珍藏起来当作宝宝的第一张照片。一般公立医院采用的是二维彩超或三维彩超，私立医院采用四维彩超的比较多，主要看准爸妈们自己的选择了。

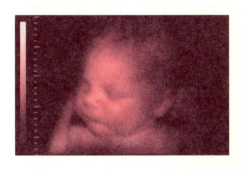

教你看懂 B 超大排畸报告单

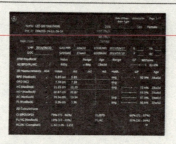

超声诊断报告

姓　名：
性别：女
年　龄：
科　室：产科门诊
HISID：
病　房：
病历号：

超声所见：

双项径5.9cm，头围21.2cm，腹围19.3cm，股骨长4.0cm

四腔心可见，胎心规律

胃泡、膀胱、双肾可见，脐带腹壁入口未见异常

脊柱强回声排列未见明显异常

双侧上肢肱/尺/桡骨、下肢股/胫/腓骨可见

上唇形态未见明显异常

胎盘前壁及右侧壁，羊水4.8cm，脐动脉S/D：2.3

超声提示：
宫内中孕

双顶径（BPD）

头部左右两侧之间最长部位的长度，又称为"头部大横径"。当初期无法通过头臀长来确定预产期时，往往通过双顶径来预测；中期以后，在推定胎儿体重时，往往也需要测量该数据。

在孕5个月后，双顶径基本与怀孕月份相符合，也就是说，孕28周（7个月）时双顶径约为7.0厘米，孕32周（8个月）时约为8.0厘米。以此类推，孕8个月以后，双顶径平均每周增长约0.2厘米为正常，足月时一般在9.3厘米或以上。

头围

测量的是胎儿环头一周的长度，确认胎儿的发育状况。孕24周的胎儿头围为（22±1）厘米，此B超单上结果为21.2厘米，在正常范围内。

股骨长

大腿骨的长度，用于推断孕中晚期的妊娠周数。孕24周的胎儿股骨长为（4.36±0.51）厘米，此B超单上结果为4.0厘米，在正常范围内。

好孕提醒：做B超大排畸的最佳时间

一般孕20~24周是做B超大排畸的最佳时间，因为这个时候，胎儿在子宫内的活动空间比较大，图像显影也比较清楚。太早做，由于胎儿结构发育不完全，成像不清楚，会给医生的判断造成影响；太晚做，胎儿长大，在子宫内的活动空间变小，检查时，很难看到胎儿的全部情况，而且这个时候羊水量也会对成像造成影响。

腹围

也称腹部周长，测量的是胎儿腹部一周的长度。孕24周的胎儿腹围为（18.74±2.23）厘米，此B超单上结果为19.3厘米，在正常范围内。

教你看懂胎儿超声结构

胎位
　　胎位是胎儿先露部位与母体盆骨前、后、左、右的关系。写法由3个方面来构成：先露部位在骨盆的左侧或右侧，简写为左（L）或右（R）；顶先露为枕，即O，臀先露为骶骨，即S，面先露为颏，即M，肩先露为肩，即Sc；先露部位在骨盆之前、在骨盆之后或与骨盆横着，简写为前（A）、后（P）或横（T）。

脊柱
　　胎儿脊柱连续为正常，缺损为异常，提示可能脊柱有畸形。

胎头
　　胎头轮廓完整为正常，缺损、变形为异常。脑中线无移位和无脑积水为正常。

脐带
　　在正常情况下，脐带应漂浮在羊水中，若在胎儿颈部见到脐带影像，可能为脐带绕颈。

唇、腭
　　唇、腭连续为正常。现代医学还不能确切知道唇腭裂的发生原因。一般认为，怀孕3个月以前出现下述情况可能会导致胎儿唇腭裂：病毒感染强；强烈的精神刺激；维生素D、叶酸、铁、钙等缺乏；X线照射；吸烟、酗酒、缺氧等。

腹部前后径
　　腹部前后径是腹部前后间厚度。在检查胎儿腹部的发育状况及推定胎儿体重时，需要测量该数据。

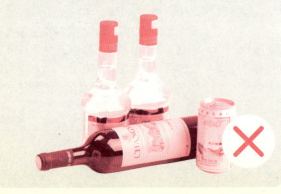

腹部横径

腹部横径是腹部的宽度。在孕20周之后,该数据与腹部前后径一起用来推测胎儿的发育情况。

胎盘

胎盘位置说明胎盘在子宫壁的位置。胎盘的正常厚度应为2.5~5.0厘米。

胎儿心脏

胎心和胎儿心脏不同。胎心正常只是指心跳的节奏快慢正常,而等胎儿24周做筛查超声时,可以观察胎儿心脏有无病变。怀孕4个月后,胎儿心脏血管已经形成并已具有正常的胎心功能,此时明显的心脏畸形可通过高质量的彩超发现。

双肾盂分离

正常胎儿肾脏的集合系统可有轻度分离,分离径可达6毫米,而胎龄大于30周后肾盂扩张量不大于10毫米或存在肾小盏扩张则为肾积水。若发现胎儿有肾积水现象,不要过于担忧,不必急于终止妊娠,应于B超发现后1周后复查。如果胎儿肾积水宽度小于1.63厘米或肾实质厚度大于0.58厘米,可视为正常;如果肾积水宽度大于2.15厘米或肾实质厚度小于0.2厘米,则具有不可复性,应该进行遗传咨询,向小儿外科医生了解可能的畸形、治疗方法、远期预后,对胎儿做出负责的决定。如果数据在安全线以内,大概是胎儿尿给憋的,排出尿来就好了。

S/D

S/D是胎儿脐动脉收缩压与舒张压的比值,与胎儿供血相关。当胎盘功能不良或脐带异常时,这个比值会出现异常。在正常妊娠情况下,随着孕周的增加,S(脐动脉血流收缩期最大血流速度)下降,D(舒张期末期血流速度)升高,使S/D下降,到了快足月妊娠时S/D小于3。

误区 38　孕妈妈出现腿抽筋，是因为缺钙了

门诊案例

梅子怀孕6个多月了，今天来到门诊，说自己严重缺钙，问我吃什么补钙效果好。"身体有什么缺钙的症状呢？"我问她。

"昨天晚上，我感觉自己迷迷糊糊地被疼醒了，右腿在抽筋，老公也被我喊醒了。幸好他平时懂一些急救常识，为我按摩陈倍来减轻痛苦，后来才慢慢恢复正常了。现在想想还是心有余悸，像我这种应该是严重缺钙了，大夫，赶紧帮我补补钙吧！"梅子说道。

案例分析

在孕期，有些孕妈妈是真的缺钙，而有些孕妈妈则会自以为缺钙。梅子恰好是后者，经过诊断，她是因为受凉才导致腿抽筋的。

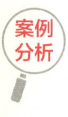

妈妈问

能详细说说孕期引起腿抽筋的各种因素吗？

医生答

孕期引起腿抽筋的因素主要有以下几种。

原因	说明
缺钙	因为钙是调节肌肉收缩、细胞分裂、腺体分泌的重要因子，缺钙会导致肌肉收缩，进而引起腿抽筋。因为夜间血钙水平往往比白天低，所以缺钙引起的腿抽筋往往出现在夜间
受凉	如果夜里室温较低，睡眠时盖的被子过薄或脚露在外面，小腿肌肉容易受凉，受到寒冷的刺激，腿部肌肉会出现抽筋现象
长时间仰卧	夜晚睡觉时，长时间仰卧，使被子压在脚面上，或者脚面低于床铺，造成血液循环不畅，也容易引起腿抽筋
劳累	随着孕周的增加，孕妈妈体重逐渐增加，这样就会增加腿部负担，导致腿部肌肉经常处于疲劳状态，或者走路太多或站得过久，导致局部酸性代谢产物堆积，进而引起腿抽筋
过多摄入肉类	电解质紊乱也会引起腿抽筋。我们都知道，肉类富含丰富的蛋白质，摄入过多就会影响碳水化合物的代谢，导致酸性代谢产物堆积，进而导致电解质紊乱，也会引起腿抽筋

医生建议

腿抽筋时这样做，能快速缓解

孕妈妈如出现腿抽筋，应尽量保持镇定，及时抓住可依附的东西，往前走两步，放松肌肉，或者坐到椅子上，用同侧的手轻轻按揉小腿。如果脚抽筋，可绷直腿，将抽筋的脚用力往回扳，1分钟后，症状就会缓解。

预防和缓解腿抽筋，这些小妙招简单有效

方法一：注意补钙和饮食搭配

有些孕妈妈经常出现腿脚抽筋，这是由母体缺钙造成的。缺钙的孕妈妈在日常饮食中需要适量食用牛奶、豆制品等含钙丰富的食材，同时注意适量摄入含维生素 D 的食物、多晒太阳、坚持户外运动，以促进机体对钙的吸收和利用。严重缺钙的孕妈妈需要到医院，在医生的指导下补充钙剂。

方法二：经常泡泡脚

孕妈妈可以每天睡前用 40℃的温水泡泡脚（也可以用姜水），以 10 分钟为宜，能起到舒筋活血、缓解痉挛的作用。泡脚后，准爸爸可以帮助孕妈妈按摩一下腿部，不仅能预防腿抽筋，而且能缓解孕期疲劳。

方法三：多运动

孕妈妈白天可以适当多运动，如散散步、做做瑜伽等，可以促进血液循环。同时，孕妈妈应避免站太久或走太多路，以减轻腿部的负担。对于伏案的职场孕妈妈，可以将双脚抬高，每工作 1 小时适当活动 5 分钟。这些都能有效预防腿抽筋。

方法四：伸直腿，扳扳脚

孕妈妈一旦发生腿抽筋，也不要惊慌。孕妈妈可以立即下床，用脚跟着地站一会儿，或者平躺时用脚跟抵住墙壁。孕妈妈要在自己承受范围内用力按摩抽筋部位，然后尽量伸直腿，将脚往头的方向扳，可以缓解抽筋不适。

方法五：朝左睡

孕妈妈尽量朝左睡，可以改善腿部血液循环以减少腿抽筋的发生。此外，孕妈妈在床上伸懒腰时，避免两腿伸得过直，也可以避免腿抽筋。

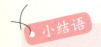

小结语

孕期腿抽筋，不要只关注缺钙问题，着凉、姿势压迫等都会引起腿抽筋。注意咨询医生，并回顾自己的生活习惯，及时找到原因，以便对症治疗，有效缓解腿抽筋。

误区 孕妈妈脚部水肿太厉害，穿拖鞋更适宜

门诊案例

小颖这次咨询完，起身要准备离开。我发现她穿了一双拖鞋。

"您怎么穿了拖鞋？"我不禁关心地问道。

"现在脚肿得厉害，再说我也不愿意弯腰穿鞋，所以最近就穿了一双拖鞋，既方便又舒服！"小颖微笑着说。

案例分析

孕期水肿厉害的时候，穿拖鞋可以释放出脚来。有的孕妈妈为了更为方便，还喜欢穿大几号的拖鞋。这样穿虽然有利于缓解孕期水肿的不适，但只限于家里小范围区域。因为拖鞋对孕妈妈来说是最不安全的鞋子之一。一般拖鞋的鞋底非常滑，孕妈妈穿上容易摔倒。拖鞋和脚之间贴合得不够紧密，脚很容易从拖鞋中滑出，也很容易发生滑倒、摔倒等事故，大几号的拖鞋尤其如此。所以，孕妈妈外出时最好不要穿拖鞋。

妈妈问

孕期脚部水肿时，适合穿什么样的鞋子？

医生答

孕妈妈适宜选择鞋跟2~3厘米高的软底布鞋或运动鞋，这些类型的鞋有良好的弹性，在脚部水肿时可随脚的形状变化，且与脚部结合足够紧密，还有助于减轻孕妈妈的身体负担。

医生建议：预防和缓解孕期水肿，尝试这些小方法

穿孕妈妈专用的弹性袜

这种弹性袜是为孕妈妈设计的，穿上后可以给腿部适当加压，让经脉失去异常扩张的空间，从而缓解水肿。穿着弹性袜需要长期坚持，最好每天早上穿上，晚上睡觉时脱下。孕妈妈经常穿着弹性袜，一般较轻的不适，如疼痛、抽筋、水肿、瘀血性皮炎等，都将随着静脉返流的消除与静脉回流的改善而逐渐消除。

静养是缓解水肿的最好方法

只有充分休息，心脏、肝脏、肾脏等脏器的负担才会减轻，水肿也会随之减轻或消失。因此，已经出现孕期水肿的孕妈妈要尽量多休息，以减轻内脏器官的负担，缓解水肿。

水中运动减轻水肿

研究发现，站在深至腋窝的水中45分钟，可有效减轻水肿现象。对孕妈妈来说，可以进行30分钟的有氧运动，方法是在深及腋窝的水中缓缓走路5分钟先暖身，随后上肢扶着泳圈，加速继续行走10分钟，然后双脚夹着圆筒漂浮10分钟，最后5分钟逐渐停下来。

按压丰隆穴去除体内湿气

丰隆穴位于外膝眼和外踝尖连线的中点，用手指的指端用力按压此穴，可以去除体内残留的湿气，缓解水肿。

按压丰隆穴

孕期为什么会水肿

绝大多数孕妈妈在正常妊娠时都会发生轻度水肿，主要表现为下肢水肿，首先从足踝部开始，然后慢慢向上蔓延，但一般只限于小腿，这是一种正常的生理现象，对母子健康没有太大的影响。孕期发生水肿的主要原因有以下3点。

下肢的血液回流受阻

妊娠后期，逐渐增大的子宫会压迫到下肢静脉，使下肢的血液回流受阻，导致静脉压升高，引起下肢水肿。

内分泌变化

怀孕后，孕妈妈的内分泌功能会发生巨大的变化，如雌激素、醛固酮分泌增多，导致体内水、钠潴留增多，进而导致下肢水肿。

血液稀释

随着孕周的增加，孕妈妈的血容量也会增加，在孕32~34周时达到峰值，血容量增加40%~45%，但血浆蛋白没有明显增加，导致血液相对较稀，血浆胶体渗透压降低，进而水分渗透入组织间隙而发生水肿。

水肿对孕妈妈的影响

1.轻微的水肿是正常现象，但如果下肢水肿，休息6小时以上仍不能消退，而且逐渐向上发展，就要加以重视了。

2.如果水肿伴随高血压及蛋白尿，那孕妈妈就有罹患先兆子痫（也称子痫前期）的危险，必须做好产检，并与医生充分配合进行治疗。

水肿对胎儿的影响

不严重的生理性水肿一般不会对胎儿造成影响。如果生理性水肿情况严重或是病理性水肿，应该及时去医院就医治疗，否则会影响胎儿发育。

促进腿部血液循环、摆脱水肿：侧抬腿运动

随着身体重力的逐渐加大，孕妈妈腿部的压力也越来越大，因而更容易出现腿部水肿。孕妈妈平时适当地做一些腿部运动，有助于改善腿部水肿状况。

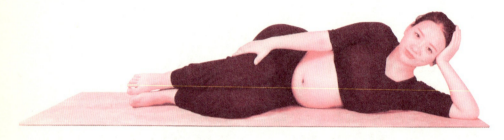

1 左侧卧在垫子上，双膝微屈，左手支撑头部，右手自然放在右膝盖处。

对孕妈妈的好处
- 促进腿部血液循环
- 改善腿部水肿
- 使腰部肌肉更有力量

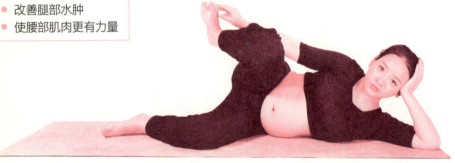

2 抬起右腿，尽量使右膝与头部同高，右手食指和中指抓住小脚趾。

小结语

穿拖鞋确实可以使脚部水肿得到缓解，但活动范围最好限制在家里。平时可以尝试一些缓解水肿的小方法，简单有效，还可以尽自己能力做做有助于缓解水肿的运动。

误区 11 静脉曲张，热水泡脚可以缓解

门诊案例

张女士怀孕6个月了，最近到医院检查，得了静脉曲张。

"您的情况有些严重，怎么没早点儿过来检查呢？"我问。

"开始只是觉得有些痒，以为用热水泡泡脚，疏通疏通血管就能缓解了，没想到越来越严重……"张女士也有些后悔。

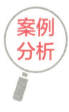
案例分析

孕妈妈怀孕后，很容易出现下肢和外阴部静脉曲张。静脉曲张往往会随着妊娠月份的增加而逐渐加重，而且越是接近怀孕晚期会越厉害。另外，经产妇会比初产妇更加严重，这主要是因为在怀孕后，子宫和卵巢的血容量增加，以致下肢静脉回流受到影响；增大的子宫压迫盆腔内静脉，阻碍下肢静脉的血液回流，使静脉曲张更为严重。

静脉曲张是血液回流问题，而不是供血问题。用热水泡脚时，温度升高，会使血管扩张，增加回流的负担，从而使症状加重。因此，静脉曲张的孕妈妈要避免热水泡脚。

妈妈问

怀孕后发现下肢静脉曲张怎么办？

医生答

出现静脉曲张先不必过于担心，大部分的静脉曲张病程缓慢，孕期的治疗也以日常保健为主，生完宝宝后再考虑手术等治疗方案。但是，孕期一旦发生急性肿痛或静脉曲张破裂出血等，要尽快到血管外科就诊。

改善静脉曲张的方法

1. 适度活动。每天坚持慢走30分钟左右，这样可以改善腿部肌肉的张力，促进腿部血液循环。

2. 不要让腿部肌肉过于劳累，不要穿高跟鞋。睡前对腿部和脚部进行保暖按摩。

3. 经常变换体位。站着或坐着时，孕妈妈要经常变换体位，不能长时间保持一个姿势，坐久了需要站起身并活动四肢。

4. 经常抬高膝关节。孕妈妈躺着时，可以在脚或腿下面放一个枕头或靠垫，尽量将腿、脚垫高一点儿；坐着时，孕妈妈可将脚抬起放在一个小板凳上，这样可以抬高膝关节，减轻腿部不适。

5. 多采用左侧卧位。休息或睡觉时，孕妈妈采用左侧卧位更有利于下肢静脉的血液循环。另外，睡觉时可将毛巾或被子垫在脚下，这样可以方便血液回流，减小腿部压力，缓解静脉曲张的症状。

6. 穿医用弹性袜。医用弹性袜是孕妈妈的理想选择。这种弹性长筒袜以适当压力让静脉失去异常扩张的空间。

安全运动,预防和缓解静脉曲张

1 平躺,右腿伸直,左腿屈膝,左臂向上伸出,右臂自然地放在身体右侧。

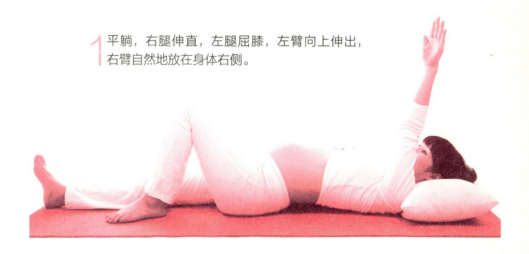

2 开始进行腹式呼吸,长长地吸一口气,在呼出的时候双臂和双腿的姿势分别互换,重复5~10次。

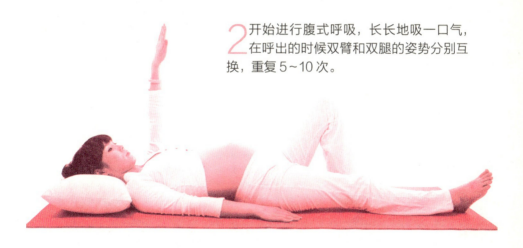

小结语

得了静脉曲张,不要自行采用一些道听途说的办法,应及时就医,遵循医嘱并采取日常改善和保健措施,避免加重症状。

误区 42　整个孕期都应该坚持左侧卧位睡觉

门诊案例

小菲今天来有些闷闷不乐。

"身体有什么不舒服吗?"我先问道。

小菲想了想说:"这段时间我一直想坚持左侧卧位睡觉,可老是侧卧腿会麻,换到右侧也一样。本来是想仰卧休息一下,结果实在太困就睡着了。有时候也是左侧卧位姿势睡着的,可不知道怎么的,醒来后就平躺了。不知道仰卧时宝宝会不会有影响……大夫您说我该怎么办?"

"别急,小菲,坚持左侧卧位睡觉是对的,但也不必刻意强调时刻都如此。"我安慰道。

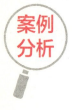

案例分析

孕中晚期,随着子宫体逐渐增大,孕妈妈采用左侧卧位睡姿有助于促进血液回流,减轻心脏负担,提高睡眠质量。但睡觉并非只能采用左侧卧位,孕妈妈在坚持左侧卧位时,可适当调整姿势,比如调整为右侧卧位或仰卧,怎么舒服就怎么调整,只要右卧、仰卧的时间不要太长即可。

像这种睡着睡着就不自觉地更换姿势了,属于身体生理性的自然调节,是不会对胎儿有什么影响的,孕妈妈不必为此过于纠结。

妈妈问

有什么可以使侧卧更舒适的方法吗？

医生答

在侧卧时，为了让全身的体重分配得更均匀，孕妈妈最好在膝盖之间垫上小枕头。如感到身体麻木或腰疼痛，可以在侧面垫上小枕头，这样能避免背部出现弯曲。

 孕早期睡姿可随意，孕中晚期以侧卧为主

在孕早期，孕妈妈的睡姿可以随意，主要采取舒适体位，仰卧、侧卧均可。孕1～12周，子宫体较小，还未超出骨盆腔，不会对腹壁后侧的大血管产生压迫，也不会压迫下腔静脉而影响心脏的回心血量，造成孕妈妈的不适及胎儿缺氧。

到了孕中晚期，子宫呈右旋转，左侧卧位可改善子宫的右旋转程度，有利于子宫转到正常位置。这种睡姿使孕妈妈的血液循环不受妊娠子宫的影响，保证有充分血液供应全身，也能确保胎盘对胎儿的血液供应。

下肢浮肿的孕妈妈，左侧卧位睡觉要垫高腿部

孕妈妈采取左侧卧位睡姿对于优孕优生、母子健康有着非常重要的意义。对于下肢浮肿或腿部静脉曲张的孕妈妈，在采取左侧卧位睡姿时，最好将腿部适当垫高，这样有利于血液回流，能有效减轻下肢浮肿。

提高孕中晚期睡眠质量，有助于稳定睡姿

孕中晚期，睡眠质量不高常常使孕妈妈翻来覆去睡不踏实，可以适当采取一些简易小方法来改善睡眠。睡得快，睡得香，夜间更换姿势的频率自然就降低了，从而使左侧卧位更容易实现。

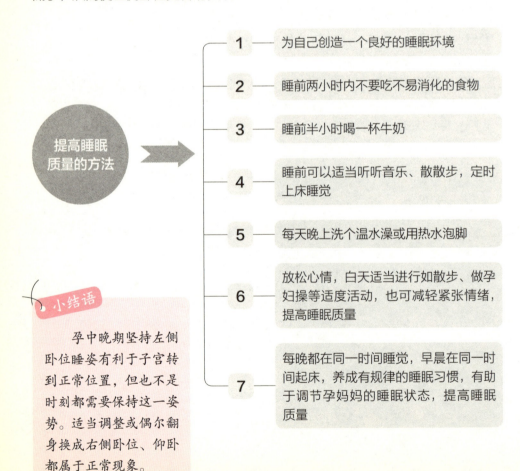

提高睡眠质量的方法

1 —— 为自己创造一个良好的睡眠环境

2 —— 睡前两小时内不要吃不易消化的食物

3 —— 睡前半小时喝一杯牛奶

4 —— 睡前可以适当听听音乐、散散步，定时上床睡觉

5 —— 每天晚上洗个温水澡或用热水泡脚

6 —— 放松心情，白天适当进行如散步、做孕妇操等适度活动，也可减轻紧张情绪，提高睡眠质量

7 —— 每晚都在同一时间睡觉，早晨在同一时间起床，养成有规律的睡眠习惯，有助于调节孕妈妈的睡眠状态，提高睡眠质量

小结语

孕中晚期坚持左侧卧位睡姿有利于子宫转到正常位置，但也不是时刻都需要保持这一姿势。适当调整或偶尔翻身换成右侧卧位、仰卧都属于正常现象。

安全运动：改善孕中期腰背疼痛

专题3

运动准则

1. 随着腹部的增大，很多孕妈妈都有背部和肩部疼痛的情况。孕妈妈可以通过简单的运动（如舒展运动、游泳等）来缓解背部和肩部的疼痛。

2. 别偷懒，别整天待在家里，可以每天适当做些户外运动，如散步。做户外运动时要穿上合脚舒适的鞋子，不穿高跟鞋。

3. 保持良好的姿势，站立时骨盆稍后倾，抬起上半身，肩稍向后落下。此外，还要避免长时间站立。

舒展背部运动

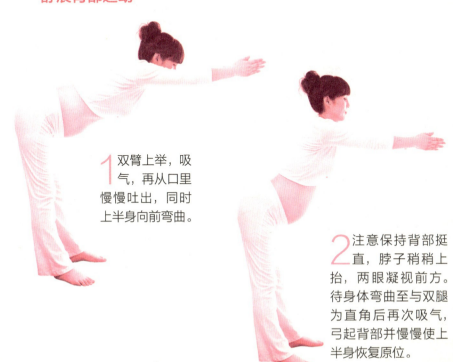

1 双臂上举，吸气，再从口里慢慢吐出，同时上半身向前弯曲。

2 注意保持背部挺直，脖子稍稍上抬，两眼凝视前方。待身体弯曲至与双腿为直角后再次吸气，弓起背部并慢慢使上半身恢复原位。

专题4 孕中期，做好乳房护理

乳头有初乳溢出

孕中期，很多孕妈妈的乳头会分泌一些黄色液体，没有经验的孕妈妈可能以为自己的身体出现了问题。在孕期这是很正常的现象，要知道，乳房正在为未来制造乳汁开始做准备，这种黄色液体其实就是初乳，是将来宝宝的"粮食"。

在孕期，大脑垂体开始释放大量的催乳素，催乳素促使乳汁分泌。不过放心，乳房不会大量释放乳汁，因为孕激素会抑制催乳素的作用，直到孕妈妈生出宝宝，才开闸放奶。

按摩乳房，促进乳腺管畅通

从孕中期开始，孕妈妈的乳腺组织迅速增长，这时做做乳房按摩操，可以缓解胸大肌筋膜和乳房基底膜的黏着状态，使乳房内部组织疏松，促进局部血液循环，有利于乳腺小叶和乳腺导管的生长发育，增强产后的泌乳功能，还可以有效防止产后排乳不畅。

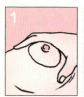 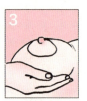

1. 用一只手包住乳房。
2. 用另一只手的拇指贴在乳房的侧面，画圈，用力摩擦。
3. 按摩时用一只手固定住乳房，从下往上推。
4. 另一只手稍微弯曲地贴在支撑着乳房的手的外部，用力往上推，再放下。
5. 用手掌托撑乳房。
6. 另一只手放在乳房正下方，用力抬起。

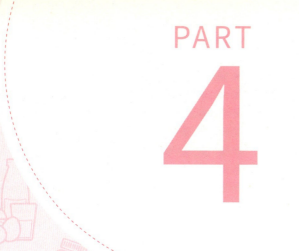

PART 4

扫除孕晚期（孕8~10月）常见误区

怀孕进行到了尾声，孕期的种种不适在此时或许更严重，如子宫在怀孕末期会快速增大，进而造成各种压迫等，但只要稍微忍耐一下，"幸孕之船"很快就能到达彼岸了！

很快地，孕妈妈便能享受初为人母的喜悦了！加油哦！

误区 43 孕晚期需控制体重，晚餐可以不吃主食

门诊案例

到了孕晚期，赵女士的体重增加得有些快。

"到了孕晚期，应该控制体重了，您增加得有些快啊！"

"大夫，我已经很努力地在控制体重了，现在晚餐连主食都不吃了，只吃菜。"

"不吃主食有损健康，还会让您不自觉地摄入更多的肉类、水果等，反而容易增加体重。"

案例分析

"晚餐不吃主食，只吃蔬果和肉类"这是流传了很久的一个误区。孕晚期晚餐不吃主食，不但不能控制体重，反而会丢了健康。主食主要含碳水化合物，如果人体碳水化合物供应不足，就会动用组织蛋白质及脂肪来解决。而组织蛋白质的分解消耗，会影响脏器功能；大量脂肪氧化，还会生成酮体，导致酮症，甚至酮症酸中毒。

一般来说，主食热量不是很高。可能一些个别主食的热量比较高，但是大多数主食热量不高，还会增强饱腹感，可以很好地控制体重，如燕麦、红豆等。所以，孕妈妈不能只吃蔬菜、水果、肉类，而是要三餐合理摄入主食。

妈妈问

孕晚期蛋白质的每日摄入量是多少呢?

医生答

孕晚期是胎宝宝发育最快的时期,每日蛋白质的摄入量要增加到 85~90 克为宜。蛋白质摄入严重不足,也是导致妊高征发生的危险因素,所以孕妈妈每天都应摄入充足的蛋白质,并注意优质蛋白质的比例应达到总蛋白质摄入量的一半。可通过瘦肉、蛋类、豆类及豆制品等食物补充蛋白质。

医生建议:孕晚期控制体重增长,每周最多增加 0.5 千克

整个孕期,孕妈妈体重增长 12.5 千克,基本符合正常要求,而孕晚期每周要求最多增加 0.5 千克。如果孕期孕妈妈体重增长超过 15 千克,不仅会增加出现妊娠高血压等并发症的风险,也会增加孕育巨大儿的风险,同时造成难产等。因而孕妈妈要注意控制体重增长,热量的摄入要适中,避免营养过量、体重过度增加。

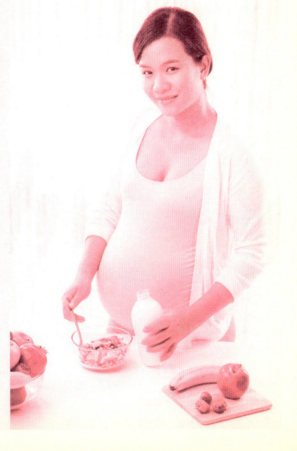

孕妈妈饮食要均衡,既可以补充胎宝宝成长所需的营养,还能为分娩提供基础能量。

控制体重，脂肪摄入以不饱和脂肪酸为主

脂肪对孕妈妈和胎儿都十分重要，但是如果补得太多，摄入量明显大于消耗量，也会影响身体健康，会导致孕妈妈体重增加过多，妊娠高血压、妊娠糖尿病的发病率增大，导致胎儿体重超重，以致分娩困难等。故在脂类的选择上，要注意多摄入含有不饱和脂肪酸的食物，如各种鱼类、坚果等。

控制体重，蛋白质摄入以植物性蛋白质为主

一般动物性蛋白质的必需氨基酸种类齐全，比例合理，易消化、吸收和利用，但是对孕晚期需要控制体重、避免营养过剩的孕妈妈来说，蛋白质的摄入应以植物性食物为主，但是并不等于完全不能摄入动物性蛋白质，可以适当选择高蛋白、低脂肪的鱼、禽肉、瘦肉等。植物性食物如谷类、豆类、坚果类等都是蛋白质的好来源。

孕妈妈需注意的是，在植物性食物中，米、面粉所含蛋白质缺少赖氨酸，豆类蛋白质则缺少蛋氨酸，它们单独食用无法提供全部的必需氨基酸，但混合食用可实现互补。例如，在米、面中适当加入豆类，可明显提高蛋白质的营养价值及利用率。

小结语

孕晚期控制体重应慎之又慎，孕妈妈不要盲目模仿一些流行的减肥法，否则不但不利于自己的健康，还不利于宝宝的发育。孕晚期坚持正常饮食即可，大补特补和刻意节食都不可取。

误区 胃灼热，饭后喝点儿汤可缓解

门诊案例

"大夫，这都到8个月了，怎么又开始难受了呢？"赵女士说着，还时不时地做着深呼吸。

"孕晚期的确会出现一些不适，您说说具体症状吧！"我说。

"我最近经常感到胃部烧心灼热，很担心会影响宝宝发育，听说餐后喝点儿汤可以缓解，可是这种方法对我来说一点儿效果也没有。"

案例分析

该症状是孕晚期容易出现的胃灼热。饭后不可立即喝汤，因为饭后已经出现饱腹感，如果再喝汤，不仅会造成营养过剩，还会冲淡胃液，将胃里混合好的食糜稀释，进而影响肠胃的消化吸收。此外，饭后喝汤还会扩大胃的容积，导致分泌更多的胃液，进而增加肠胃负担。最好餐前喝汤，可以润滑口腔、食管，减少干硬食物对消化道黏膜的不良刺激，并促进消化液分泌，起到开胃的作用。

妈妈问

什么是胃灼热？

医生答

到了孕晚期，孕妈妈每次吃完饭之后，总觉得胃部有烧灼感，有时烧灼感逐渐加重而成为烧灼痛，晚上症状还会加重，甚至影响睡眠。胃灼热症状通常在妊娠晚期出现，分娩后消失。其主要原因是内分泌发生变化，胃酸反流，刺激食管下端的痛觉感受器，从而引起灼热感。此外，增大的子宫对胃有较大的压力，胃排空速度减慢，胃液在胃内滞留时间较长，也容易使胃酸反流到食管下端。

医生建议：预防和缓解胃灼热，少吃、不饱、多喝水

很多孕妈妈都有胃灼热症状，这就让孕期生活十分不舒服，下面看看过来人有哪些建议可以预防和缓解胃灼热。

1. 在日常饮食中一定要少食多餐，平时随身带些有营养、好消化的小零食，饿了就吃一些，不求吃饱，不饿就行。

2. 避免饱食，少食用高脂肪食物和油腻的食物，吃东西的时候要细嚼慢咽，否则会加重胃的负担；临睡前喝一杯热牛奶。

3. 多喝水，补充水分的同时还可以稀释胃液。摄入碱性食物，如馒头干、烤馍、苏打饼干等，可以中和胃酸，缓解症状。

好孕提醒：孕妈妈吃完饭后不要立即躺下

进食之后，胃产生胃酸开始工作，如果立刻平躺，会增加胃内容物反流的可能性。所以，吃完饭后，可以先坐一会儿，或者出去散散步，帮助胃消化食物。反流性食管炎患者睡觉时最好不要仰卧，应侧卧，枕头稍高，避免胃酸反流。

晚餐"三不过",避免夜间胃酸反流

1. 晚餐的时间不要过晚,最佳时间是 18 点左右,最晚不要超过 20 点。
2. 晚餐不要过油腻,最好偏素,以富含碳水化合物的食物为主,想吃肉的话最好选择脂肪含量低的鸡、鱼等。甜点、油炸食品尽量不要吃,蛋白质类、脂肪类要少吃。
3. 晚餐不能吃得过饱,以五六成饱为宜。

增加蔬菜和杂粮,保持排便顺畅

胃灼热的孕妈妈应多食用富含膳食纤维的食物,促进消化,帮助胃排空,同时促进肠道蠕动,保持排便通畅。每天 500 克新鲜蔬菜和 100 克粗粮杂豆基本可以满足膳食纤维的需求。可选择糙米、燕麦、各种豆类及白菜、芹菜、土豆等,但这些食物在制作上要注意软烂。

孕妈妈在运动前宜吃些清淡的果蔬,避免在运动中产生严重的胃灼热。

小结语

"胃部不适,喝些汤水可以缓解",人们似乎习惯了这种做法。但孕晚期的胃部不适切不能以某些思维定式来判断,只有查明原因,才有助于对症进行改善。

误区 45 没有流鼻血等出血症状，不用补充维生素K

门诊案例

最近，有个农村未满月的婴儿，由于发烧在当地打针后，次日患儿脸色变白、多次抽搐，家人将其送到我院。经CT检查发现患儿颅内出血，继而发生脑水肿，实施引流术后才保住性命。

经诊断，该婴儿为"维生素K缺乏症"。

案例分析

如果小诊所救治得当，及时给婴儿注射或打点滴补充维生素K，婴儿就不会出现颅内出血等危险情况。维生素K是参与血液凝固的一种重要物质，人体缺乏维生素K，就等于缺乏凝血因子，容易出血或出血难止。维生素K缺乏的患儿大多数是在出生后3个月内患病，这部分患儿绝大多数为母乳喂养，母乳维生素K含量偏低。

因此，遇到不明原因的患儿出血，在寻找病因的同时，应该立即肌注维生素K，以防进一步导致颅内出血。

妈妈问

孕晚期，孕妈妈缺乏维生素K会怎样？

医生答

如果孕妈妈缺乏维生素K，会增加流产的风险和增加出现产后大出血的概率。即使胎宝宝侥幸活下来，也会因体内凝血酶低下，导致颅内、消化道出血等，不利于健康成长。

医生建议：孕妈妈每天摄入120微克维生素K

人体自身不能制造维生素K，只有靠食补或肠道菌群合成。人体对维生素K的需求量较少，建议孕妈妈从孕32~36周起，每天摄入120微克即可，直至分娩。

孕妈妈平时若能做到膳食平衡、饮食多样化且搭配得当，那么从食物中获得维生素K就可以了；但如果饮食不太合理，则需要在遵从医嘱的情况下适当补充维生素K补充剂。

临产的孕妈妈分娩前1~4小时肌注或静滴维生素K，同时，新生儿也要补充维生素K。除了口服和肌注的方式来补充维生素K外，孕妈妈还可以多食维生素K含量丰富的食物。

好孕提醒：切忌维生素K摄入过量

怀孕期间若大量服用维生素K，会使新生儿发生生理性黄疸，还会降低口服抗凝血药的药效，所以孕妈妈不适宜大量服用维生素K。

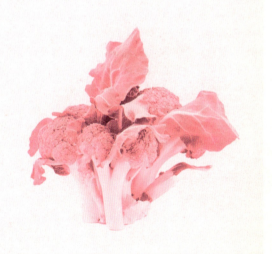

维生素K的食物来源

维生素K的来源主要有两个方面，首先是肠道内细菌的合成，其次是从食物中摄取。维生素K广泛存在于各种食物中，其中富含维生素K的粮食作物和蔬菜的品种较多，富含维生素K的植物性食物主要有菜花、绿茶、南瓜、西蓝花、水芹、香菜、莴苣、小麦、玉米、燕麦、土豆、青豆、豇豆等。

补充维生素K的最佳途径是食用菜花。调查显示，每周食用几次菜花可使毛细血管壁加厚、韧性增强，从而不容易破裂。水果中以苹果、葡萄的维生素K含量较高。富含维生素K的动物性食物则较少，主要有动物肝脏、蛋黄等。

预防新生儿出血症，注射维生素K

医院会在宝宝出生后给宝宝注射或打点滴补充维生素K，有助于预防新生儿出血症。

但是，也有一部分15天到两个月的婴儿，由于滥用抗生素，抑制了肠道正常菌群生长，造成维生素K严重缺乏，从而导致婴儿凝血机制障碍。

服用维生素K出现不适时，要立即就医

如果孕妈妈服用维生素K补充剂后出现脸泛红、发红疹、肠胃不适、皮肤瘙痒等过敏症状，就要立即停用，并请医师诊治。

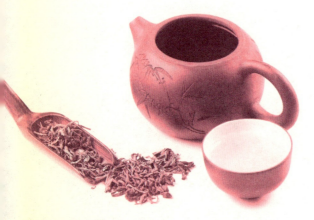

小结语

维生素K是孕晚期不能缺少的营养素，如果孕妈妈缺乏这种物质，将会给自己和宝宝带来不幸。适量多吃富含维生素K的食物，必要时，在遵从医嘱的情况下补充维生素K补充剂，是孕晚期的一项重要内容。

误区 16 自然分娩是否顺利要看运气，与饮食无关

门诊案例

苗苗的自然分娩条件特别好，我建议她自然分娩。

"医生，我从小就怕疼，听说自然分娩有可能十几个小时都生不出来，要持续疼痛那么长时间，我看还是选择剖宫产吧……"她对自然分娩有些抵触。

"从现在开始，可以进行饮食调理，对缩短产程有益。"我说。

"原以为自然分娩的时间长短只能看运气，没想到跟饮食也有关系啊！"

案例分析

在自然分娩过程中，由于子宫阵阵收缩，会伴有腹痛，而且相当剧烈，由此带来肉体上的痛苦及精神上的紧张，会让很多孕妈妈望而却步，甚至因过于担心而选择剖宫产。

实际上，孕妈妈自然分娩的速度与产力、自信心和勇气、饮食等因素有关，并不是所谓的"听天由命""看运气"。孕晚期饮食的营养是否均衡，特别是锌含量充足与否与能否顺利分娩有很大关系。因此，在孕晚期，孕妈妈适量多吃一些富含锌的食物有助于顺产。

妈妈问

自然分娩，是不是生得越快越好呢？

医生答

追求缩短产程，但并不是越快越好。自然分娩过快(严重者称为急产)，对妈妈和宝宝也会造成不同程度的影响。

项目	说明
对妈妈的影响	极容易造成宫颈撕裂、阴道撕裂、会阴撕裂，也容易出现羊水栓塞、产后大出血，还会增加产后感染的风险
对宝宝的影响	宫缩力度过强、频率过快，子宫收张的间隔太短，会导致胎盘血液循环受阻，使宝宝易在分娩过程中出现缺血、缺氧。而且宝宝出生过快，由于宫内和外界压力的变化，很容易造成宝宝皮肤下的毛细血管破裂，出现面部发红发紫，严重者会引起头部血管破裂，发生颅内出血。同时，宝宝骨折、产伤风险亦增大

 医生建议　**多吃高锌食物有助于自然分娩**

国外有研究表明，分娩方式与孕晚期饮食中锌的含量有关。孕妈妈每天摄入较多的锌，自然分娩的机会就较大。因为锌能增强子宫有关酶的活性，促进子宫肌肉收缩，使胎宝宝顺利分娩出子宫腔。

如果孕妈妈缺锌，子宫肌收缩力弱，无法自行驱出胎宝宝，需要借助如产钳、吸引力等外力才能娩出，增加分娩的痛苦，还有导致产后出血过多及其他妇科疾病的可能，严重影响母子健康。

富含锌元素的食物有猪肾、瘦肉、海鱼、紫菜、牡蛎、蛤蜊、黄豆、绿豆、核桃、花生、栗子等。特别是牡蛎，其锌含量最高，可以多食。

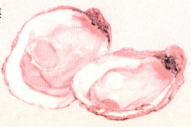

分娩能量棒和电解质补水液，提供能量

分娩能量棒质地为果冻状，入口顺滑，便于产妇服用。分娩能量棒富含单糖、双糖、多糖、中链甘油三酯，极易被人体吸收，同时由于供能的作用方式和分解速度不同，既保证了分娩过程中的快速供能，也保证了能量的源源不断，是目前国内最为领先的专业产品。

电解质补水液为半流质液体，产妇躺着也能轻松、顺利服用，减少呛咳发生及罹患吸入性肺炎的风险。电解质补水液富含钠、镁、维生素 B_1、维生素 B_2、维生素 B_6，协同作用能量吸收，快速补充水分，防止产妇体内电解质紊乱。

分娩能量棒和电解质补水液配合使用，可有效保证分娩过程中能量和水分的供给，为自然分娩保驾护航。

喝些蜂蜜水，可缩短产程

进入孕 10 月后，孕妈妈可以喝些蜂蜜水，既可以改善自身的体质，还能改善闷咳的症状。具体调制方法如下：将蜂蜜用凉开水调匀饮用，蜂蜜的量可依照个人的喜好而略有不同。

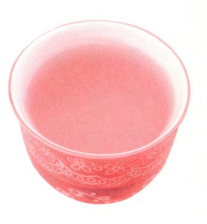

关于自然分娩，众说纷纭，孕妈妈难免对之有抵触心理。在这种情况下，应多与医生沟通，消除疑虑，多找助产办法，切忌盲目自我否定。

怀一胎时没得子痫前期，二胎也不会得

门诊案例

佳美住在三线小城市，但产检一直是在我院做的。孕39周之前产检一切正常，于是佳美和丈夫决定回到离家近的一家私立医院产检，并在那里生产。但在孕39周常规检查血压时，发现高血压，尿检也有蛋白。佳美又回到我院检查，结果还是妊娠高血压，并有轻度的子痫前期。随即办理了住院手续，进行病理产科治疗并等待生产。

佳美问医生："怀一胎的时候根本没得过这个病，这胎也一直挺正常的，怎么会这样呢？"

案例分析

千万不要觉得怀第一胎宝宝很健康，那么第二胎宝宝肯定也没问题。越是到产期临近尾声，产检越是不能松懈。而且要严密观察自己身体的变化，子痫前期可能突然发生在两次产检之间，所以了解子痫前期可能出现的症状非常重要。

孕妈妈如果脸部出现水肿，眼周浮肿，双手肿胀较为明显，或者突然出现双脚或踝部明显肿胀，应该立即到医院就诊。

妈妈问

子痫前期对孕妈妈和胎宝宝有什么影响？

医生答

子痫前期对孕妈妈和胎宝宝的影响如下。

项目	说明
对孕妈妈的影响	包括出血、血栓栓塞（DIC等）、失明、抽搐、肝功能衰竭、肺水肿，远期的心脑血管疾病，死亡
对胎宝宝的影响	包括早产、出生体重偏低（低体重儿）、生长迟缓、肾脏损伤、肾衰竭、胎死宫内

医生建议：若出现子痫前期，应立即入院治疗

子痫前期是以高血压和蛋白尿为主要临床表现的一种严重妊娠高血压并发症。孕20周后，在常规检查中发现蛋白尿、血压高、体重异常增加，且脚踝部开始水肿，休息后水肿也没有消退等情况，同时在这些妊高征症状的基础上伴有头晕、头痛、眼花、胸闷、恶心甚至呕吐及随时都有可能出现的抽搐，这就是子痫前期。

孕妈妈出现子痫前期症状应立即去医院，进行血液、肝肾功能、尿液、眼底、心电图、胎心监护及其他检查，立即采取相应的治疗措施，以防止子痫前期发展为孕晚期子痫。

好孕提醒：排查异常水肿，警惕妊娠高血压

孕中晚期，孕妈妈会出现腿脚水肿，如果是凹陷性水肿，即用手指按压后被按压处出现凹陷，但不严重，凹陷复原快，休息6~8小时后，腿脚水肿消退，那么无须就医。但如果腿脚水肿严重，指压时出现明显凹陷，恢复缓慢，休息之后水肿并未消退，就要警惕发生妊娠高血压的可能，需要全面检查治疗。

Elecsys® sFlt-1/PlGF 双联定量检测可准确预测子痫前期

子痫前期的发生与 sFlt-1（可溶性 fms 样酪氨酸激酶 -1）异常升高和 PlGF（胎盘生长因子）异常降低有关。通过 sFlt-1/PlGF 比值，可以预测子痫前期高危人群（早发型或晚发型），明确诊断子痫前期，预测孕妈妈会发生的不良妊娠结果。Elecsys®[①] sFlt-1/PlGF 短期预测、诊断子痫前期的参考值如下表所示。

早发型子痫前期［孕周:（20 周 +0 天）至（33 周 +6 天）］

sFlt-1/PlGF 比值	临床意义	性能参数
≥85	诊断孕妈妈为子痫前期	特异性 99.5%，敏感性 88.0%
≥38 且＜85	孕妈妈在检测后的 4 周内会发生子痫前期	特异性 83.1%
＜38	孕妈妈在检测后的 1 周内不会发生子痫前期	NPV99.1%

晚发型子痫前期（孕周:34 周至分娩）

sFlt-1/PlGF 比值	临床意义	性能参数
≥110	诊断孕妈妈为子痫前期	特异性 99.5%，敏感性 58.2%
≥38 且＜110	孕妈妈在检测后的 4 周内会发生子痫前期	特异性 83.1%
＜38	孕妈妈在检测后的 1 周内不会发生子痫前期	NPV99.1%

注：NPV 即阴性预测值（Negative Predictive Value）。

---

① Elecsys：罗氏诊断，一种诊断方式。

预防子痫前期，要注意饮食和孕期保健

1. 营养合理。孕妈妈饮食宜清淡，忌高盐，多吃一些高蛋白、低脂肪且能益气补肾、利尿的食物，如鲫鱼、甲鱼、鲤鱼、黄瓜、红豆、冬瓜等。
2. 劳逸结合。孕妈妈要保证充足的睡眠，保持情绪稳定，不可因工作或家务而过度劳累。每天还要适量运动，每天保证有 30 分钟左右的散步时间。睡觉时宜采用左侧卧位，这样对肾、子宫血液循环有利。
3. 注重孕期保健。孕妈妈要定期做产检。孕妈妈存在以下情况，需要格外注意孕期保健。

- 直系家属有子痫病。
- 孕妈妈属于高龄产妇。
- 孕妈妈患有心血管疾病、肾病、自身免疫性疾病。
- 羊水过多，双胎。
- 孕妈妈曾患子痫前期。

4 款汤饮辅助治疗子痫前期

1. 淡豆浆：孕妈妈可在早餐时经常饮用淡豆浆。
2. 黄豆芽汤：取黄豆芽 250 克，洗净放入冷水锅内，煮 3 小时后饮用。
3. 向日葵叶芹菜汤：取鲜芹菜 200 克，向日葵叶 30 克，用水煎服，每日一次。
4. 钩藤茶：取钩藤 30 克，开水冲泡后饮用，每日一次。

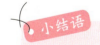

小结语

产检一切顺利、临近分娩的孕妈妈往往容易松懈，认为此时只要安心待产即可，尤其是已经生育过大宝的孕妈妈。孕期的饮食、产检和保健一刻也不能松懈，有些病症就喜欢在孕妈妈对自己的身体情况颇为自信时趁虚而入。

误区 48 胎心曲线断了就是糟糕的

门诊案例

乐乐坐在我面前，愁眉苦脸地问道："前两次做胎心监护不合格，心就一直悬着，没想到这次胎心曲线居然断了，我的情况是不是太糟糕了？"

我安慰她道："这种情况很正常，很多孕妈妈都出现过，但生出的宝宝都很健康。"

案例分析

产检时，胎心监护过程中胎心曲线有断掉的情况属于正常现象。出现这种情况，可能是因为宝宝正处于活跃的胎动中，或者孕妈妈发生了宫缩。这时孕妈妈可以休息一下，再做一次胎心监护就可以了。

实际上，相对于胎心曲线是不是断了，医生更关注20分钟内是不是有3次胎心加速。

妈妈问

哪些孕妈妈需要做胎心监护？

医生答

所有孕妈妈在孕 36 周后都需要做胎心监护，但如果孕妈妈有以下情况之一，那么胎心监护可能会格外重要。

- 有糖尿病，并且在进行胰岛素治疗。
- 血压高，或者有其他可能会影响孕妈妈孕期健康的疾病。
- 胎宝宝比较小，或者发育不正常。
- 胎宝宝比平时胎动少了。
- 羊水过多或羊水过少。
- 做过胎儿外倒转术等来纠正胎位，或者在孕晚期做过羊水穿刺。做过羊水穿刺后，医生会建议做胎心监护，以确定胎宝宝状况良好。
- 已经过了预产期，医生想看看胎宝宝在孕妈妈肚子里的状况如何。
- 以前曾经在孕晚期出现过胎死宫内，或者造成上次流产的问题在这次怀孕中有可能再次出现。这种情况下，医生可能会建议孕妈妈从孕 28 周就开始做胎心监护。

胎心过快或过慢都要让医生及时处理

胎心过快或过慢不都是有问题，医生会根据一段胎心监护图进行判断。如果出现异常情况，医生会及时进行下一步的处理，或复查胎盘，或做 B 超，或入院。

做胎心监护前看看，有助于顺利通过

做胎心监护前，可以吃点儿东西，这样胎宝宝会容易动；可以去人少、空气好的窗户边上多待会儿，减少人多缺氧的可能性；做之前去趟洗手间，因为最长可能要在胎心监护仪旁待上 40 分钟。

读懂胎心监护图

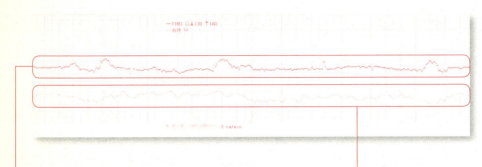

- **胎心率线**
  胎心监护仪主要显示两条线，上面一条线表示胎心率，正常情况下波动在120~160次/分，多为一条波形曲线，胎动时心率会上升，出现一个向上突起的曲线，胎动结束后会慢慢下降。胎动计数大于30次/12小时为正常，胎动计数小于10次/12小时提示胎儿缺氧。

- **宫内压力线**
  下面一条线表示宫内压力，反映子宫收缩情况，有宫缩时会升高，随后会保持在20毫米汞柱左右。

胎心监护怎样一次就过

很多孕妈妈做胎心监护时都不是一次通过的，其实大多数时候胎宝宝并没有异常，只是睡着了而已。所以，孕妈妈在做检查前就要把胎宝宝叫醒。如果胎心监护结果不是令人非常满意，那么监护会持续地做下去，做40分钟或1小时也是可能的。做胎心监护时，整个过程至少需要20分钟，很多孕妈妈需要排队做，明明排队的时候胎宝宝还动得很欢，孕妈妈暗自庆幸，这一次准能过了，结果真正做监护时，小家伙反而安静了。孕妈妈不要过于焦虑，换种想法，胎宝宝是在跟妈妈玩游戏呢！

胎心监护的干扰因素很多，孕妈妈不必为了一两次的异常而心生焦虑。想一想，这样不喜欢配合妈妈的胎宝宝，将来可能是一个很调皮的宝宝哦！放平心态，吃吃零食、喝喝水，胎宝宝就爱动了。

误区 为了顺产和控制体重，孕晚期应增加运动量

门诊案例

经检查，燕子腹中胎儿过大，而且她是高龄产妇，体重又超标，我建议她剖宫产，但燕子执着于顺产。前天她婆婆给我打过一个电话，称燕子最近增加了运动量，家人十分担心她运动过度而影响胎儿，希望我能劝劝燕子。今天我正准备约燕子来劝导一番，没想到她突然来了。

"大夫，我本想多做运动，来增加顺产的可能，还能减减肥，可是今天运动时就感觉不舒服了，家里人都说我运动过度了，我现在很后悔，居然真的给宝宝带来了麻烦……"燕子懊悔极了。

案例分析

有些孕妈妈在孕28周后才开始做孕期运动，很多是因为孕期体重超标，需要控制体重，也有的想要帮助顺产。但是，这不意味着孕晚期可以随意增加运动量。运动是一个科学、循序渐进的过程，身体也有一个适应的过程，如果盲目地运动，会给身体带来危险，适得其反。超重的孕妈妈应了解超重的原因，制订孕期的饮食计划，并请专业的老师帮助制订运动计划。

妈妈问

到了孕晚期，孕妈妈应坚持怎样的运动原则？

医生答

适当减少运动频率，放慢节奏。进入孕晚期，孕妈妈的变化随之而来：双脚变得沉重；肩背、腰部疼痛，出现腿部抽筋的次数也增加了；肚子的变大会影响到身体的重心，走路有些不太稳了。此时，孕妈妈运动就要特别关注身体的耐受力，应适当降低动作的难度，减少运动频率和每次运动的时间，避免让身体疲劳，增加不适感。

医生建议：对身体做针对性的运动调整，避免加重不适感

针对不适感做针对性的运动调整

随着孕周的增加，孕妈妈会出现明显的不适感，如肩背部疼痛、腿脚水肿、失眠、胸闷、耻骨痛、坐骨神经痛等。这时，除了常规运动外，还需要做一些针对性的运动调整，对身体出现的比较明显的不适感做出应对。例如，通过仰卧抬腿来预防和缓解腿部水肿，通过雨刷式动作来锻炼骨盆，耻骨痛的孕妈妈应避免双腿打开过大的动作。

减少平衡性运动

孕晚期，孕妈妈的肚子已经很大了，身体的重心会发生改变，有的孕妈妈也感觉身体没有以前那么稳定了。平衡性运动不仅是单腿站立，有效的平衡还有赖于柔韧性、躯干肌肉的力量和身体的协调能力。在孕晚期的运动中，要减少平衡性的体位练习，因为平衡性运动会让孕妈妈失去重心，容易摔倒。

对于一直以来都持续运动的孕妈妈，其身体的平衡性和稳定性相对好些，此时平衡性运动可以延续，但要注意减少平衡性运动的时间，将动作难度降低，保证身体的安全和舒适。

PART 5

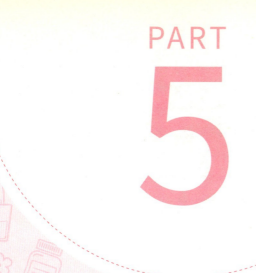

扫除分娩及产后常见误区

"幸孕之船"终于靠岸了！孕育生命的孕妈妈们，即将迎来自己的宝宝，心情无比激动。

该怎样"卸货"呢？顺产还是剖宫产？宝宝会健康吗？

不知道该听谁的。在这种情况下，要相信医生的建议，切忌盲从。

误区 高龄产妇选择剖宫产才安全

门诊案例

小飞怀孕35周了，今天突然来到门诊。

"大夫，您说顺产好还是剖宫产好呢？眼看快要生了，最近我们家里总是纠结这个问题！"

"上次检查时说过，您身体状况不错，应该可以顺产，不过最后还要看分娩前的检查及专家讨论才能确定。"

"可我是高龄产妇，大家都劝我剖宫产，那样才安全。"

案例分析

35岁以上的高龄初产妇，如果诊断出患有妊娠合并症，需要进行剖宫产。其余正常情况的高龄初产妇，只要孕期注意饮食、运动、控制体重，产检、监测血压等都符合顺产条件，是可以进行顺产的。

妈妈问

哪些情况下应该选择剖宫产？

医生答

胎宝宝存在以下情况要选择剖宫产	孕妈妈存在以下情况要选择剖宫产
1. 胎宝宝过大，导致孕妈妈的骨盆无法容纳胎头 2. 胎宝宝出现宫内缺氧，或者分娩过程中缺氧，短时间不能顺利分娩 3. 胎位不正，如横位、臀位，尤其是胎足先入盆、持续性枕后位等 4. 产程停滞，胎宝宝从阴道娩出困难	1. 骨盆狭窄或畸形 2. 有软产道的异常，如子宫发育不良、子宫脱垂等 3. 患严重妊娠高血压疾病，无法承受自然分娩的。或者有其他严重妊娠并发症，如并发心脏病、糖尿病、慢性肾炎等 4. 检查发现软产道坚韧，胎儿无法通过的高龄初产妇 5. 前置胎盘或胎盘早剥 6. 有多次流产史或不良产史的孕妈妈

医生建议 **能顺产就顺产，对妈妈、宝宝都好**

顺产恢复快，也有利于母乳喂养

顺产能帮助妈妈调节体内激素，促使乳汁分泌，对母乳喂养有利。

顺产的妈妈产后后遗症少

顺产的妈妈产后腹部无伤口，器官无损伤或损伤小，子宫恢复也比较快，这样减少了感染及产后出血的机会，且妈妈如果再次分娩，不用考虑瘢痕子宫带来的不利影响。

顺产可锻炼宝宝的肺功能和平衡力

顺产时，子宫处于有节律的收缩状态，这样胎宝宝的胸部随之受到压缩或扩张，有利于胎宝宝的肺部功能和平衡力的锻炼。与此同时，分娩时产道挤压及宫缩，还能挤出胎宝宝呼吸道里面的羊水，降低新生儿吸入性肺炎、湿肺发生的概率。

学习拉梅兹呼吸法，缓解顺产分娩痛

什么是拉梅兹呼吸法

拉梅兹呼吸法，即通过对神经肌肉控制、产前体操及呼吸技巧的训练，有效地让孕妈妈在分娩时转移疼痛，适度放松肌肉，能够充满信心地、镇定地面对分娩过程中的疼痛，从而达到加速产程并让胎宝宝顺利娩出的目的。

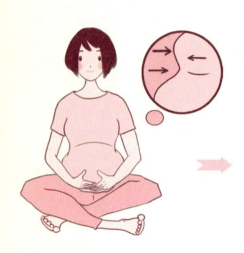

第一阶段：胸部呼吸法

应用时机： 当可以感觉到子宫每5~20分钟收缩一次，每次收缩30~60秒的时候。

应用方法： 随着子宫收缩就开始由鼻子深深吸一口气，然后吐气，反复进行，直到阵痛停止再恢复正常呼吸。

练习时间： 胸部呼吸法是一种不费力且舒服的减痛呼吸方法，每当子宫刚开始收缩或收缩减缓时即可使用。平时连续练习20秒，可慢慢延长练习时间。

第二阶段："嘶嘶"轻浅呼吸法

应用时机： 宫颈开至3~7厘米，子宫的收缩变得更加频繁，每2~4分钟就会收缩一次，每次持续45~60秒的时候。

应用方法： 用嘴吸入一小口空气并保持轻浅呼吸，让吸入及吐出的气量相等，完全用嘴呼吸，保持呼吸高位在喉咙，就像发出"嘶嘶"的声音。

练习时间： 随着子宫开始收缩，采用胸部深呼吸，当子宫强烈收缩时，采用轻浅呼吸法，收缩开始减缓时恢复深呼吸。练习时由连续20秒慢慢加长，直至一次呼吸练习能达到60秒。

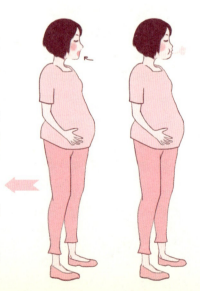

第三阶段：喘息呼吸法

应用时机： 当子宫开至 7~10 厘米时，孕妈妈感觉到子宫每 60~90 秒就会收缩一次，这已经到了产程最激烈、最难控制的阶段了。

应用方法： 孕妈妈先将空气排出后，深吸一口气，接着快速做 4~6 次的短呼气，感觉就像在吹气球，比"嘶嘶"轻浅呼吸还要更浅，也可以根据子宫收缩的程度调控速度。

练习时间： 练习时由一次呼吸练习持续 45 秒慢慢加长至一次呼吸练习能达 90 秒。

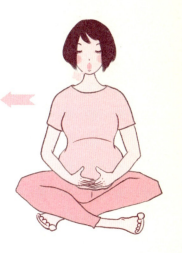

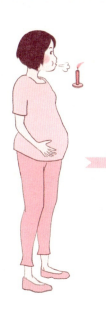

第四阶段：哈气运动

应用时机： 进入第二产程的最后阶段，孕妈妈想用力将宝宝从产道送出，但是此时医生要求不要用力，以免发生阴道撕裂，等待宝宝自己挤出来。

应用方法： 阵痛开始，孕妈妈先深吸一口气，接着短而有力地哈气，如浅吐 1、2、3、4，接着大大地吐出所有的"气"，就像很费劲地吹一样东西。

练习时间： 直到不想用力为止，练习时每次需达 90 秒。

第五阶段：用力推

应用时机： 此时宫颈全开了，助产士也要求产妇在即将看到宝宝头部时，用力将其娩出。

应用方法： 产妇此时要长长吸一口气，然后憋气，马上用力。产妇下巴前缩，略抬头，用力使肺部的空气压向下腹部，完全放松骨盆肌肉。需要换气时，保持原有姿势，马上把气呼出，同时马上吸满一口气，继续憋气和用力，直到宝宝娩出。当胎头已娩出产道时，产妇可通过短促的呼吸来减轻疼痛。

练习时间： 练习时间及用力程度可遵医嘱进行，不可盲目用力。

误区 顺产就得侧切,还不如剖宫产

门诊案例

刘女士已经临近预产期,但符合顺产条件的她却怎么也不愿意顺产。原来,她听闺蜜说就算顺产也得挨一刀,医生会用剪刀把会阴剪开,帮助宝宝顺利娩出。

"反正都是要切一刀,还不如直接剖宫产呢!"刘女士这样认为。

案例分析

不是所有的自然分娩都必须做会阴侧切。孕妈妈如果会阴肌肉韧性强,能够让胎宝宝顺利通过,就没必要做会阴侧切。孕妈妈不想做侧切,可以先跟医生商量好,让医生在情况允许的时候尽量避免侧切。

会阴侧切是一种助产手段,必要的侧切可以扩张产道,帮助宝宝顺利、快速地生出。侧切口整齐,缝合手术容易操作。如果一味坚持不做侧切,容易导致会阴不规则裂开,缝合难度大,拆线后留下的伤疤也很不规则。严重者,还会损伤肛门括约肌,造成以后大小便失禁。

妈妈问

哪些情况下需要做侧切呢?

医生答

如果出现以下情况,最好做会阴侧切,以免发生危险。

1. 会阴韧性差、阴道口狭小或会阴部有炎症、水肿的,胎宝宝娩出时可能会发生会阴部严重撕裂的,最好做侧切。

2. 胎宝宝较大、胎头位置不正、产力不强、胎头被阻于会阴的,必须做侧切。

3. 35岁以上的高龄孕妈妈,或者有心脏病、妊娠高血压疾病等高危妊娠时,必须做侧切。

4. 子宫口已开,胎头较低,但是胎宝宝心率发生异常变化,或者节律不齐,并且羊水混浊或混有胎便,必须做侧切。

储备分娩知识,正确对待顺产、侧切及剖宫产

很多孕妈妈担心选择顺产,还要做会阴侧切,或者生不下来,还得顺转剖要受二茬罪,于是觉得还不如一开始就选剖宫产。对于这种情况,孕妈妈们要有正确的态度。适合顺产的孕妈妈需要控制体重并做好阴道分娩的心理、生理准备及知识储备,可在医生的指导下进行适度运动,增加韧带弹性和肌肉力量,这样可以减少分娩痛苦。

另外,自然分娩和剖宫产这两种分娩方式不是一成不变的,当自然分娩出现危及孕妈妈和胎宝宝安全的情况时,就要改为剖宫产,以保证分娩的顺利进行。

锻炼盆底肌，助顺产免侧切

括约肌锻炼

通过括约肌锻炼可以加强肌肉的韧性，避免分娩时会阴撕裂与侧切，还可以延缓孕妈妈盆腔内器官的老化。具体做法如下。

1. 孕妈妈绷紧阴道、肛门部位的肌肉，每次坚持8~10秒，每天做200次。

2. 孕妈妈可以在小便时试着停一下憋几秒尿，使肌肉收缩，以达到锻炼括约肌的目的。

> **运动准则**
> - 注意力需集中，平躺或坐着均可。
> - 坚持每天练习，分娩受益。

产道肌肉收缩运动

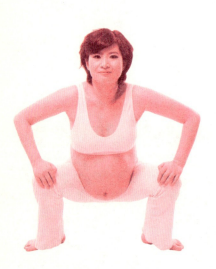

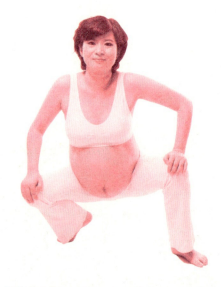

1 双腿分开呈下蹲状，双手放于膝盖上。

2 保持下蹲姿势，双手不动，然后抬起左脚向前迈一小步，右脚抬起脚后跟，注意身体重心的变化，以保持身体平衡。

自然分娩并不一定要进行侧切。侧切只是一种助产手段，而且医生会在孕妈妈的会阴附近进行局部麻醉，孕妈妈要正确看待会阴侧切。

误区 32 无痛分娩会影响宝宝健康

门诊案例

分娩当天，马双疼得满床乱滚，其实她已经要求无痛分娩了，但产房外边的家属不同意，怕会影响宝宝健康，家属不签字医院就不能给她使用麻醉剂。等家属咨询明白无痛分娩其实不会影响宝宝健康的时候，终于同意签字，但已经过了使用无痛分娩的最佳时间。结果小双因为疼痛太过紧张，宫口迟迟不能打开导致胎儿宫内缺氧，只好转做了剖宫产。

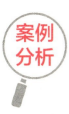
案例分析

无痛分娩是要打麻醉剂的，很多人担心麻醉剂对宝宝有影响。实际上，无痛分娩麻醉剂的使用剂量极少，只是剖宫产手术的1/20~1/10的量，所以其进入胎盘的概率非常小。正常情况下，医生技术过关，剂量得当，是不会伤害到宝宝的。

另外，无痛分娩可以减轻分娩恐惧与产后疲倦，使医护人员有更多时间照顾母体和胎儿，一旦出现紧急情况，也可及时救治。

妈妈问

所有孕妈妈都适合无痛分娩吗？

医生答

不是所有的孕妈妈都可以选择无痛分娩的，存在以下情况的孕妈妈不适合无痛分娩。

1. 孕妈妈血压特别高、宫腔内有感染、前置胎盘、胎盘早剥、有胎儿缺氧等。

2. 孕妈妈有妊娠并发心脏病、药物过敏史、腰部外伤史等。

3. 孕妈妈对麻醉、镇痛药物耐受力强或存在过敏等。

4. 孕妈妈的凝血功能存在异常等。

医生建议　服用增加产力的小食方

优质羊肉350克、红枣100克、黄芪15～20克、当归15～20克，加1000毫升水一起煮。煮至500毫升后，倒出汤汁，分成两碗，加入适量红糖。在临产前3天早晚服用。

这个小食方能够安神，增加孕妈妈产力，对顺产有一定帮助。同时，对产后尽快排出恶露也有助益。

好孕提醒　无痛分娩的费用

一般情况下，无痛分娩的费用为800～3000元，不同地区、不同医院费用有所差别，此外，还要考虑孕妈妈的身体状况、分娩前检查、分娩中遇到的问题及分娩后恢复状态等因素。如分娩前检查发现孕妈妈有妇科炎症，这种情况的无痛分娩较正常费用高些。无痛分娩的费用与顺产相比，要贵500～800元；与剖宫产相比，要便宜1500元左右。

无痛分娩也需要用力

无痛分娩所用的镇痛药是一种"感觉与运动分离"的神经阻滞药，它只是麻痹了孕妈妈的疼痛感神经，但运动神经和其他神经是不受影响的。所以，分娩期间，孕妈妈活动是完全自如的，能感觉到腹肌收缩和子宫收缩，可以根据医护人员的指令用力。如果没有用力的感觉，可在医护人员指导下用力，促进分娩顺利完成。

练练缩紧阴道的助产运动

孕晚期由于胎宝宝变大，骨盆会产生明显的疼痛和不适。此外，会阴部有压迫感和小便次数频繁的状况也常有发生。通过以下的运动可以降低尿失禁的发生概率，如果有尿失禁的情况，可以使用卫生巾。

1 平躺，吸气，同时慢慢地从肛门尽量用力紧缩阴道，注意不要把力量分散到其他部位。

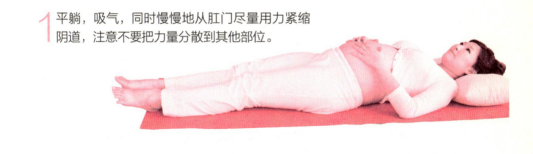

2 呼气，同时慢慢放松下来。吸气时数到8，重复5次之后改向一侧躺下休息。

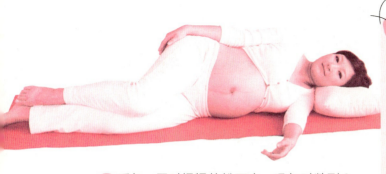

小结语

无痛分娩并不会影响宝宝的健康，但也不是所有的孕妈妈都可以使用。有特殊情况的孕妈妈还是应在医生建议下选择其他分娩方式。

误区 无家族遗传病史，宝宝刚出生的检查不用做

门诊案例

赵女士顺产诞下女儿，这位新爸爸乐得合不拢嘴。护士准备抱着婴儿去检查，爸爸舍不得似的在护士后面跟着。当听到护士说抽血如何如何时，爸爸着急了。

"我们不检查了，刚出生的宝宝能有什么病，况且我们家又没有家族遗传病史！"

这位新来不久的护士有些慌了，急忙去找医生。

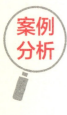
案例分析

宝宝刚出生时，身体检查是必不可少的，完善详细的身体检查，是出于对宝宝健康的考虑。比如，有些先天性疾病若能尽早发现，能够及时缓解症状，而且治愈的概率很大。因此，宝宝出生时的检查并非可做可不做，家长们对此要予以重视，积极配合好医生。

医生一般都会从头部开始检查，由头颈部开始慢慢向两侧延展，仔细查看宝宝是否有异常。顺产出生的宝宝头部往往受过产道挤压，要观察有无产道挤伤的痕迹；需要捏一捏宝宝的耳部轮廓，检查耳道，观察有没有异常或疾病；等等。新生儿检查项目很多，而家族遗传病史所涉及的可能只是其中的一项或几项。

妈妈问

我体质比较弱，总担心遗传给宝宝，宝宝刚出生时的检查可以查出缺陷，但是能查出宝宝的体质如何吗？

医生答

宝宝出生后，先做一个测试，即阿普加评分。阿普加评分是宝宝出生后接受的第一次测试，主要由医生通过对新生儿总体情况进行测定后打出分数。阿普加评分是国际上公认的评价新生儿状态的最便捷实用的方法。医生根据新生儿出生时的心率、呼吸、皮肤颜色、四肢活动情况、喉反射这5项指标的不同给出评分，每项0~2分，满分10分；然后根据总分判断新生儿状况良好程度。评分越高，说明宝宝的情况越好，反之则说明宝宝出生前存在胎儿窒息窘迫或出生后新生儿窒息。

医生建议：事先了解阿普加评分表，准爸妈心里有底

体征	0分情况	1分情况	2分情况
皮肤颜色	全身苍白	身体红，四肢青紫	全身粉红
心率	无	小于100次/分	大于等于100次/分
喉反射	无反应	有一些动作，如皱眉等	咳嗽、恶心
四肢活动情况	松弛	四肢略屈曲	四肢屈曲，活动好
呼吸	无	呼吸浅慢、不规则	呼吸正常，哭声响亮

注：新生儿出生5分钟评分仍然低的，需要在出生后10分钟、1小时继续评分。1分钟内评分为8分或8分以上的宝宝为正常新生儿，约90%的新生儿都是这种情况。

新生儿阿普加评分标准

10分	7~9分	4~7分	4分以下
正常新生儿	需要进行一般处理	缺氧较严重，需要清理呼吸道，进行人工呼吸、吸氧、用药等措施才能恢复	缺氧严重，需要紧急抢救，在喉镜直视下进行气管内插管并给氧

新生儿的基本检查

体重	身长	头围	胸围
足月的新生儿平均体重为3千克，高出或低于平均体重的10%都是正常的	足月的新生儿平均身长为50厘米，超过或低于这个平均数的10%都是正常的	用布卷尺从新生儿额部右侧经过枕骨最突起点绕一周，正常新生儿的头围为34厘米左右，过大或过小都属于不正常	用布卷尺由背后经肩胛骨下绕至两侧，经乳晕下缘达胸骨中线，取呼气和吸气时的平均值。正常胸围为31~33厘米，比头围小1~2厘米。同时要注意胸廓两侧是否对称，有无鸡胸、漏斗胸等状况

剖宫产的宝宝要密切关注两个方面

观察呼吸情况

剖宫产的宝宝一出生就会受到比自然分娩的宝宝更多的关注。在他们娩出后，医护人员首先会检查他们是否有呼吸暂停、湿肺、发绀等症状，然后提醒新妈妈多注意宝宝是否爱吃奶、是否爱睡觉、精神怎么样等。如果发现宝宝有异常情况，新妈妈要及时咨询医生。

做微量血清胆红素监测

临床实验证明，剖宫产新生儿的高胆红素血症的发病概率比较高。因此，建议剖宫产新生儿应积极做微量血清胆红素监测，微量血清胆红素水平高的宝宝要及时治疗。

验足跟血、接种疫苗、听力筛查、基因筛查

验足跟血

新生儿出生 24 小时后，医生会从他的后足跟抽血取样，检查其甲状腺功能，并检查他是否患有苯丙酮尿症的代谢性疾病。

如果新妈妈有某种疾病的家族史，也应该进行相应的检查，在不同的医院，检查项目也会有所区别。

乙肝疫苗注射

出生后，要给新生儿注射乙肝疫苗。在宝宝 1 周岁之前，要给宝宝接种 3 次乙肝疫苗。

听力筛查

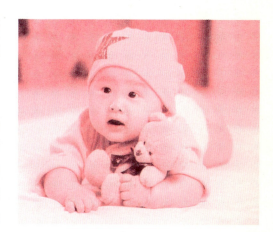

新生儿听力筛查是指对新生儿在住院期间进行的听力学检测。新生儿听力筛查是通过耳声发射、自动听性脑干反应和声阻抗等电生理学技术，在新生儿自然睡眠或安静的状态下进行的客观、快速和无创的检查，新妈妈不要担心它会对宝宝的健康造成不利影响。

第一次听力筛查未通过的宝宝，需要接受进一步的检查，最终确定是否真的存在听力损伤，并判断听力损伤程度和性质。

基因筛查

30 余种代谢病筛查等备选项目。

刚出生时的身体检查是宝宝健康的保障，有利于某些先天性疾病的及早发现和治疗。家长提前了解这个程序及其相关内容，可以有个思想准备，积极配合医生，以免手足无措甚至产生某些误会，延误宝宝的检查时间。

误区 54　身体恢复得很好，产后42天检查不用做

门诊案例

菁菁是某外企的市场部经理，她刚刚坐完月子，身体恢复得不错。菁菁想着宝宝有婆婆照顾呢，便回公司销假上班了。一个星期后，菁菁感觉阴道的伤口不时隐隐作痛。

于是，菁菁连忙到医院检查。我看了检查报告后，让她先把工作暂停，休养一段时间，因为她连产后42天检查都没有做。菁菁满脸疑惑地问："我身体明明恢复得很好啊，为什么还需要检查呢？"

案例分析

其实，坐月子的意义是为了让新妈妈妊娠期间体内所发生的生理、内分泌的变化在分娩后逐渐恢复到妊娠前的状态。而产后42天检查就是为了了解这些变化的恢复情况，看看全身和生殖系统有无异常情况，一旦发现新妈妈出现某些疾病，能及时治疗，尤其是对于哺乳妈妈，可以避免病情加重而损害宝宝健康。

另外，妈妈也要带着宝宝来检查，这次体检是对宝宝生长发育情况进行的一次全方位"大检阅"，对宝宝很重要。所以，新手爸妈要悉心准备，让宝宝顺利做完第一次体检。

妈妈问

宝宝检查要注意什么？

医生答

在进行体检前，要注意宝宝的情绪。宝宝也会像大人一样有情绪不好的时候，所以应当避免宝宝烦躁或饥饿的时候去医院，防止宝宝因为烦躁而不能很好地配合医生。一般情况下，夏天的早上比较凉快，冬日的午后比较暖和，天气好的时候宝宝的精神会好一些，新手爸妈可以选择这个时段。

另外，在体检的前一天晚上，妈妈最好给宝宝洗个温水澡，换上干净的衣服。体检时穿的衣服最好宽松、便于穿脱，最好不要穿连体衣，防止给医生带来麻烦。

医生建议　宝宝身长、体重的增长速度也很重要

一般来说，宝宝第一次体检的重点检查项目主要包括身长和体重两大方面。

身长

配合好医生，让宝宝平卧，腿伸直，不要蜷曲。测量前先脱去宝宝的鞋、袜和尿布。42天时的身长参考标准如下：
男宝宝：(58.5 ± 2.4) 厘米
女宝宝：(57.1 ± 2.3) 厘米

体重

42天的宝宝比较小，不能用标准人体磅秤测量体重。医生一般会用婴儿专用体重计来进行测量，这种体重计类似于托盘的形状，将宝宝放在托盘里就行了。42天时的体重参考标准如下：
男宝宝：(5.62 ± 0.63) 千克
女宝宝：(5.12 ± 0.60) 千克

新手爸妈不仅要关注宝宝的身长、体重是否达到参考标准，还应该注意宝宝身长、体重的增长速度。有的宝宝出生时就比较轻，但其增长速度已达到正常水平，尽管测出来的体重尚没有达到参考标准的数值范围，但宝宝的生长发育是正常的。而有些宝宝出生时本来就重，虽然这次体检达到参考标准的数值范围，但实际增长速度比较慢。此时，新手爸妈需要找一下原因，采取措施来补救。

产后42天，新妈妈的六大检查别错过

检查项目	检查内容
乳房检查	检查乳汁分泌是否正常，乳房是否有肿块、压痛，乳头是否有破裂等情况
盆腔器官检查	检查骨盆底肌肉组织紧张力恢复情况及阴道壁有无膨出，阴道分泌物的量和颜色是否正常，子宫颈有无糜烂，子宫大小是否正常、有无脱垂，子宫附件和周围的组织有无炎症及包块
子宫检查	产后子宫的缩复需要一个过程，一般需要6周左右才能恢复到孕前大小。因此，每一位新妈妈都应该在产后42天左右做一次检查，了解子宫缩复的情况。此外，还要特别注意是否有产后恶露不断、偶尔有不定期的反复少量出血等现象。若有此类现象，通过去医院做B超检查看一看子宫内膜的情况，以判断子宫出血的原因
血压检查	不论妊娠期的血压是否正常，产后检查都应该测量血压。如果血压尚未恢复到正常水平，则应进一步随诊和治疗
血常规、尿常规检查	患过妊娠高血压的新妈妈，要注意其恢复的情况，并做尿常规检查。对于有过妊娠合并贫血及产后出血的新妈妈，要复查血常规，如贫血应及时治疗。患有心脏病、肝炎、泌尿系统感染或其他并发症的新妈妈，则应到内科或有关科室做进一步检查和治疗
伤口愈合情况检查	对于顺产妈妈，检查会阴及产道的裂伤愈合情况；对于剖宫产妈妈，应注意检查腹部伤口愈合情况及腹部伤口有无子宫内膜异位结节现象

小结语

产后42天，妈妈和宝宝的检查不能忽视。如果检查结果不理想，一定要复查。如果产后42天第一次检查血压和血糖不正常，医生会要求新妈妈在1~2周内重复检查一次。新妈妈不要怕麻烦，及时复查，为自己和宝宝的健康着想。